世界を動かす日本の薬

岡本彰祐 編著

築地書館

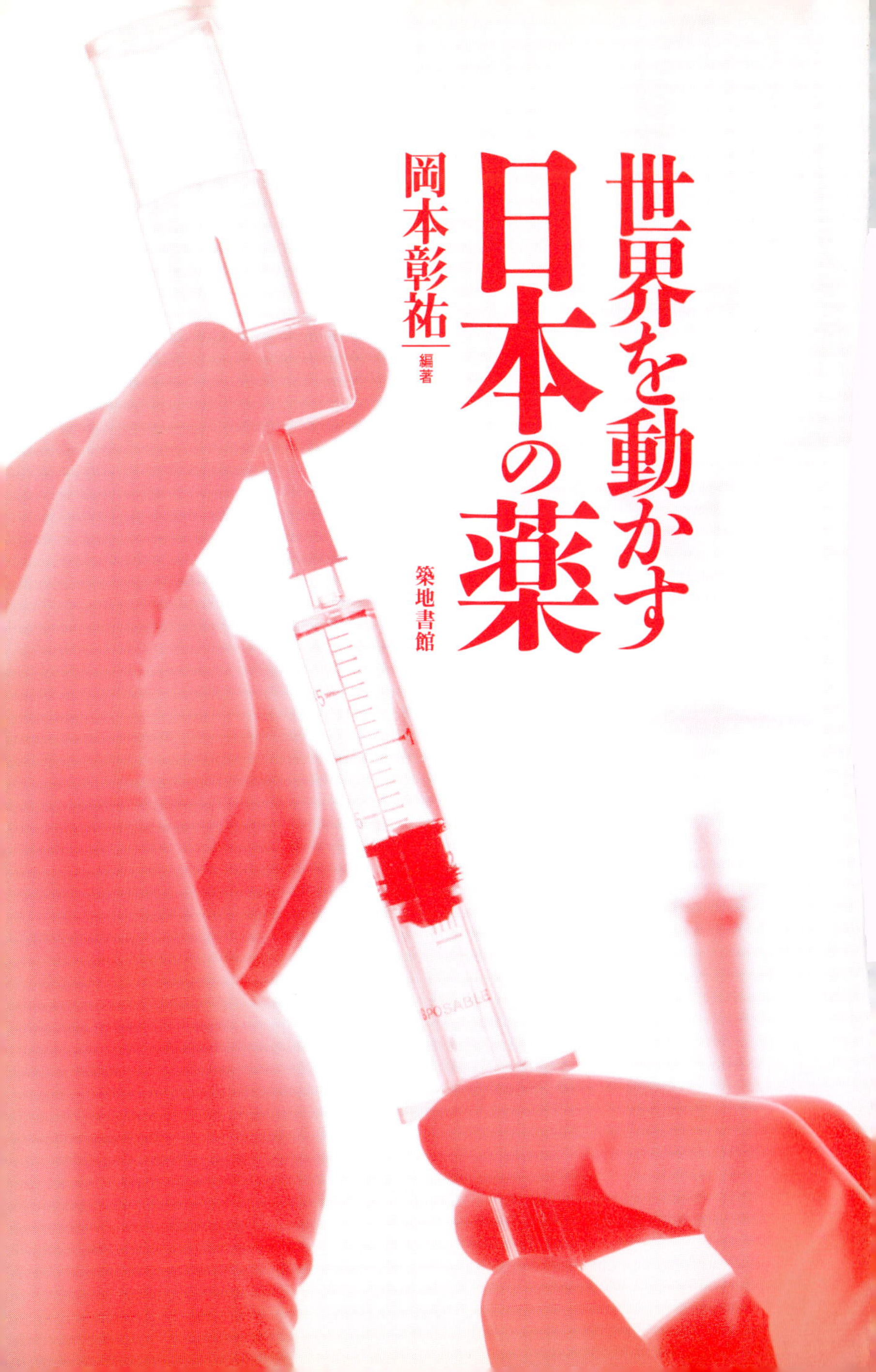

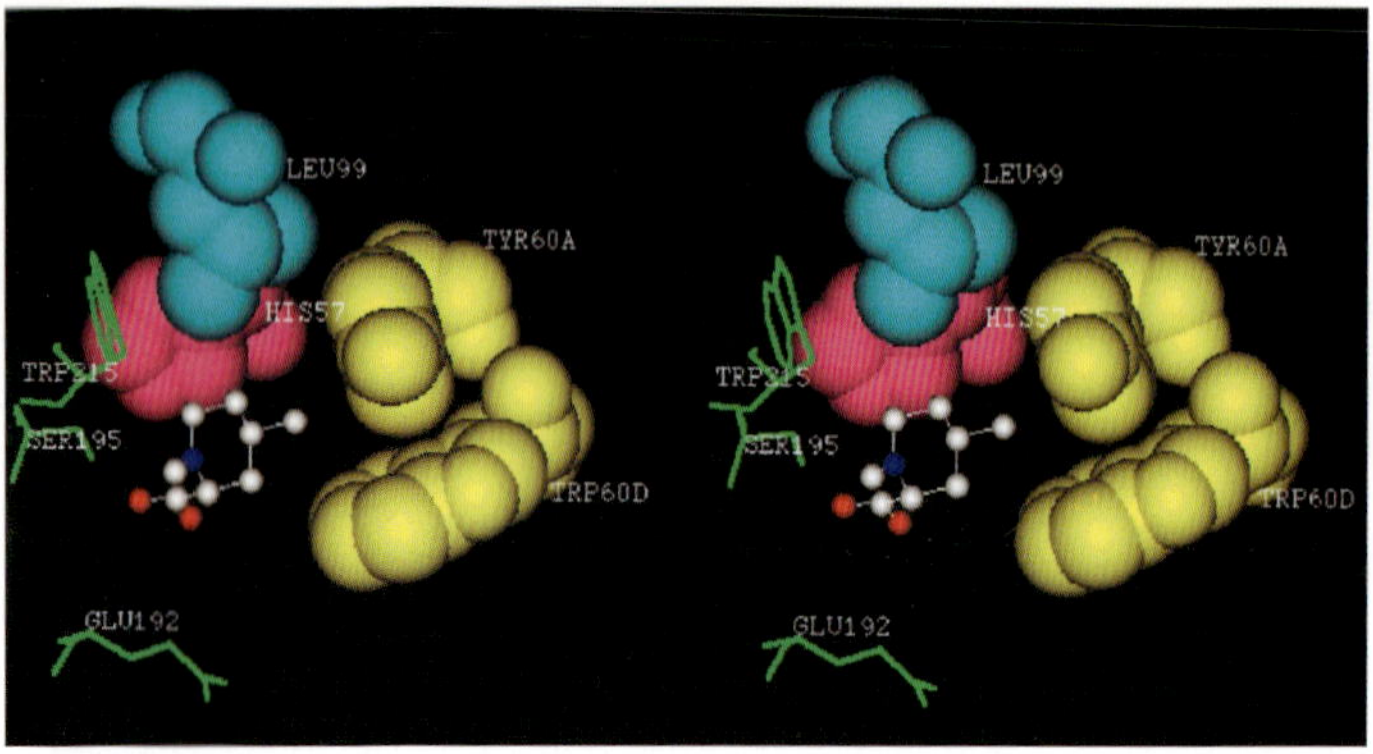

図Ⅳ-15　アルガトロバンのピペリジン部を包み込んでいるトロンビンの疎水性結合ポケット（226ページ参照）

アルガトロバンのピペリジン部（棒球モデル）のまわりのトロンビンの残基を示す。ループ60のTyr 60AとTrp 60D（黄色）、Leu 99（水色）、His 57（マゼンタ）を空間充填モデルで表示した。（Protein Data Bankの1DWC利用）

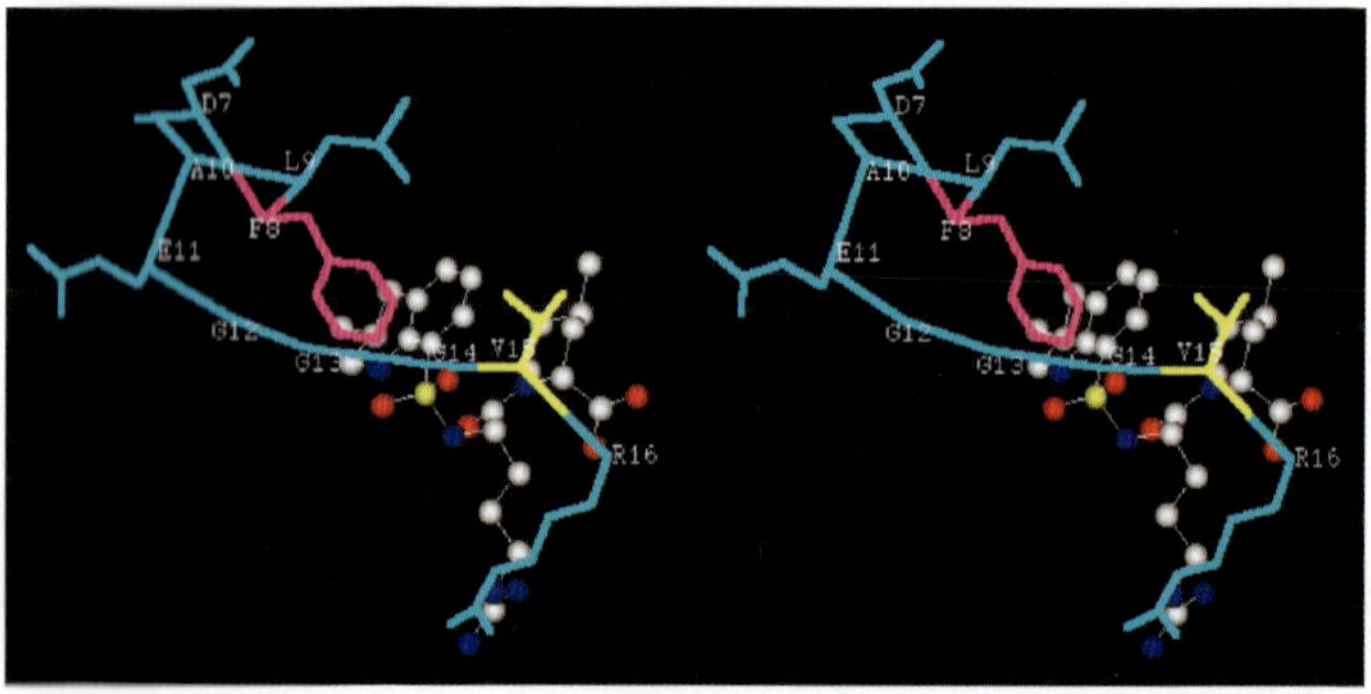

図Ⅳ-16　アルガトロバンのN端部分は“9番目のフェニルアラニン”の位置にいる（229ページ参照）

アルガトロバンは棒球モデルで、フィブリノペプチドAのAsp 7～Arg 16は針金モデルで表示した。フィブリノペプチドAのArg 16、Gly 14、Gly 13、Gly 12、Glu 11、Ala 10、Leu 9およびAsp 7を水色で、Val 15を黄色で、Phe 8をマゼンタで示している。フィブリノペプチドAは210ページの図Ⅳ-7参照。（Protein Data Bankの1DWCと1FPH利用）

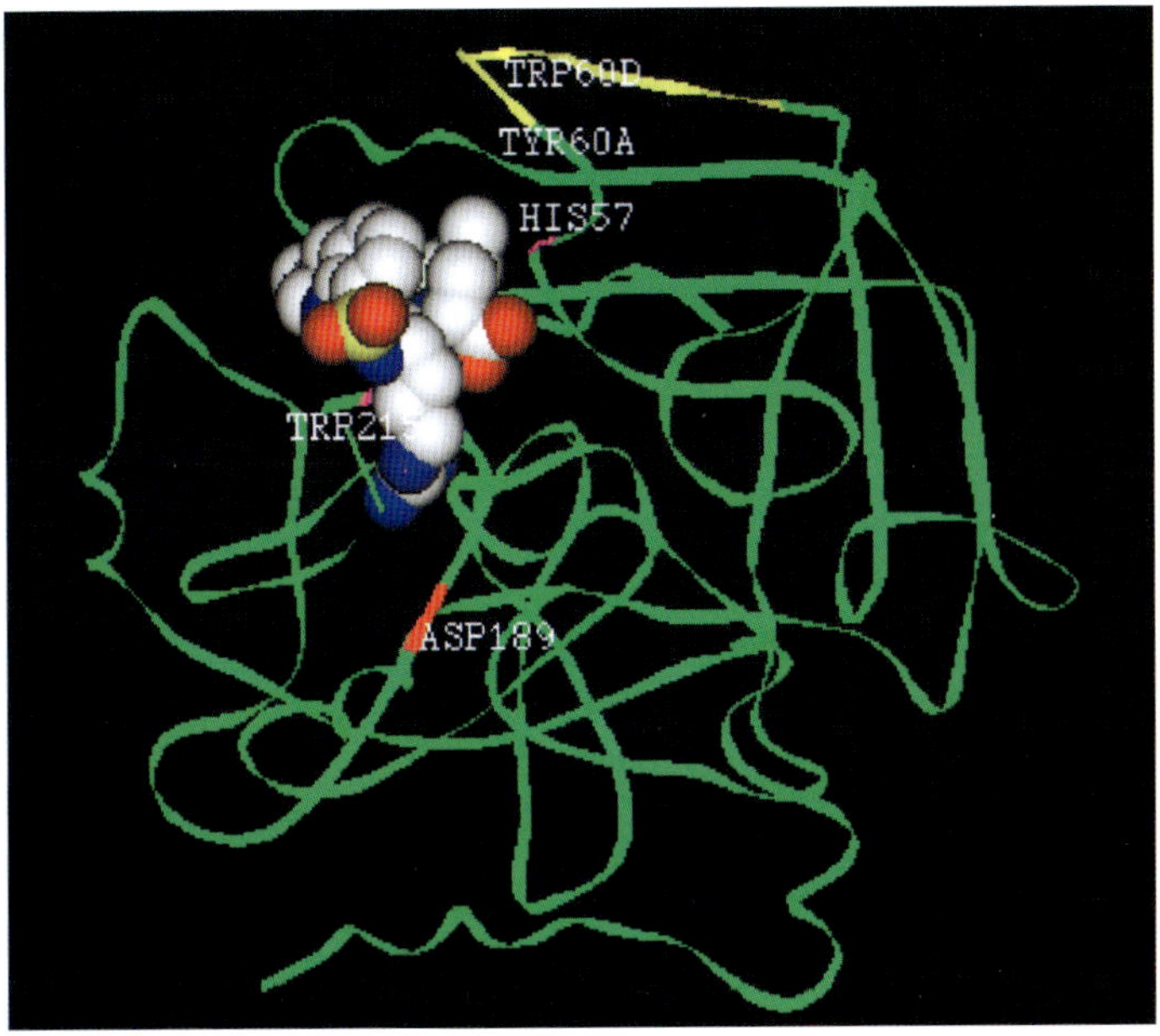

図Ⅳ-18. トロンビンに結合したアルガトロバン（238ページ参照）

アルガトロバンは空間充填モデルで、トロンビンは緑のリボンモデルで表示した。ループ60を黄色で、His 57とTrp 215をマゼンタで、Asp 189を赤で示す。図Ⅳ-16と同じ方向から見ている。（Protein Data Bankの1DWC利用）

はしがき

[illegible]超大手の製薬会社、米国スミスクライン・ビーチャム社の広報部から一通のファックスが届いた。二〇〇〇年一一月一三日のことである。

米国FDA（食品医薬品局）の承認のもと、私共の新薬アルガトロバンが同社から発売される、というのである。これでどうやら私共の三番目の新薬も、国際舞台にたつことができたのである。

筆者らの研究組織は、少なくとも二系列三種の新薬を世に送ることができた。最初の新薬は、抗プラスミン剤イプシロンアミノカプロン酸（商品名　イプシロン、一九五四年発売）、二番目がイプシロンアミノカプロン酸よりさらに強力な抗プラスミン剤であるトラネキサム酸（商品名　トランサミン、一九六五年発売）、そして三番目が抗トロンビン剤アルガトロバン（商品名　ノバスタン、スロンノン、一九九〇年発売）である。

この間約半世紀という、長い年月が必要であった。（なお、イプシロンアミノカプロン酸とトラネキサム酸はすでに商品名で親しまれているため、以後本書ではイプシロン、トランサミンと略称する）

＊　＊　＊

一九四七年、終戦直後の極度に荒廃した時代に、私共の新薬開発の研究はスタートした。当初から産学共同研究という独自の形態をとり、五十余年の間、独自の高い目標が意識され強調されてきたのである。

第一に国際的水準を抜くこと、第二に、流行の研究は避けること、さらに第三には、医学に役立つくすりを求める、という点が強調された。この当然の三点が研究の新しい方向を研究者に強いる結果となった。それが止血剤としての抗プラスミン剤や、抗血栓剤としての抗トロンビン剤といった新分野を切り拓く根本的なモメントとなった。

また、この一書には、それに到る「産学共同のあり方」という大きな問題に素材を提供する、という思いが込められている。

一方で、この一連の新薬研究において、「日本発」の『特許』の手続きが、早期からきわめて有力な力を発揮した事実にも一章を割いた。

一九六〇年に開かれた国際血液学会では、抗プラスミン剤イプシロンの英国特許文書を「壁発表」のポスターに加えたのであるが、口頭発表よりはるかに強い国際的影響力を発揮したのであった。また後のトランサミンの場合には二〇社を越す諸外国の企業からの引合いがあり、逆にこれが日本側の研究推進への強力な刺激となった。

＊　　＊　　＊

私共の新薬の情報を求めて、はるばる神戸や東京まで訪ねて来られた外国の研究者も優に二〇〇名を越し、夜を徹しての討論がそこにあった。こうしてわれわれは、私共の研究が海外の研究の流行を超越した国際的な意味を持つことを確信し得たのであった。

外国の追試研究に重点をおいてきた日本の製薬界にとっては、輸入型知識の一八〇度転換を意味することでもあり、**製薬革命あるいは創薬革命**を意味した。

こうして、私共自身の仕事の歴史を通じて、くすりを創るための創薬革命の一書を手がけることが出来るようになったのである。

具体的には、一面では医学と薬学がしっかりと手を握ることであった。別な面から見ればアカデミーと産業がしっかりと手を握ることでもあった。

大規模な産学共同の開発では、専門を大きく越えた「相互理解」が必要となる。しかし、それは簡単なことではない。

＊　＊　＊

本書を読むに当たっても読者がよみやすいところから読み始めてほしいと考える。たとえば、それぞれの専門分野に近い、身近なテーマから読み進められたい。

本書の第Ⅰ部「創薬」は、新薬開発時におけるテーマの選択など、総説的入門の課題を、医学の立場から取り上げる。

第Ⅱ部は「育薬」を中心に薬学の立場から展開を試みる。
第Ⅲ部は創薬現場における生化学と有機化学の立場から、その展開と成果を報告する部門である。
第Ⅳ部は科学の流れの中で私共の薬を評価しようとする総括である。

＊　＊　＊

なお、本書刊行に当たっては、執筆諸氏には本当にご多忙のところ、熱心な特別のご協力を頂いた。厚く御礼申し上げる。

また、血栓止血研究神戸プロジェクトの副代表であり、私の公私にわたるパートナーである岡本歌子、主任研究員和中敬子、事務担当神吉和子、築地書館社長土井二郎諸氏の並々ならぬご協力があったことを特記して、こころから深い謝意を表する次第である。

岡　本　彰　祐（神戸大学名誉教授）

目次

はしがき……i

第Ⅰ部　創　薬　　岡本彰祐

第1章　出　発……2

酵素阻害剤との出会い……2

焼野原での発想……5

新薬への道……7

第2章　止血・消炎剤……10

教科書の中にもヒントがある……10

アミノ酸のリジンがプラスミンの作用をとめた……12

世界初の「抗プラスミン剤」の誕生……16
友情の力……17
組織の力……19
新しい「抗プラスミン剤」を求めて……22
世界の流れの中で……27
「抗プラスミン剤」トランサミンが世界へ……31

第3章 「抗トロンビン剤」の発想……33

血栓症は「西高東低」……34
「独創的なテーマ」の選択……36
柳の下に泥鰌が二匹いる……39
TAMEを手がかりに……43
№805・アルガトロバン……46
血小板とアルガトロバン……48

第4章 流行を超えて……50

研究テーマと流行……50
流行と特許……51
新薬発見への道……53
産学共同のこれから……56
新薬を創れない会社……58

第5章　知的所有権（特許）……62

特許とは何か……62
コストパフォーマンス（生産性）……64
ノーベル生理学・医学賞の基準……65
企業研究者とノーベル賞……67

第Ⅱ部　創薬と育薬の心

――抗プラスミン剤は教える――神原秋男

はじめに……74

第1章　薬の働きとその捉え方……76

無からの探索活動とその支え……77
作用物質の力……82
同時進展――薬の作用と病因の解明……86
シンプル・アクション……89
局所と全身……91
薬効の客観的証明への一歩……94

第2章　育薬の基本……97

ホモからヘテロへの転換……98
医薬品情報生産の特性……101
新薬のタイプとマーケティング……105
薬の副作用……111
言葉は薬を動かす……114
薬は常に開発過程にある……116

第Ⅲ部　抗トロンビン剤開発物語

第1章　合成抗トロンビン剤……124――菊本亮二
「抗トロンビン剤」との出会い……127
分子設計のための血液凝固系（酵素と基質）……129
抗トロンビン剤の基本構造と分子設計……136
アルガトロバンの創製……148
創薬今昔……155

第2章　日本のアルガトロバン……160――玉尾嘉邦
アルガトロバンの有効性……161
アルガトロバンはヘパリンの相同品ではない――有効性と安全性の面から……170

第3章　世界のアルガトロバン……177――大津國幹
アルガトロバンの育薬――臨床の場での実用化の研究……178
臨床開発……180

世界のアルガトロバンへ――「地球は重い」……191

第IV部 科学の流れの中で――奥宮明子

トロンビンを制御する……198
〝九番目のフェニルアラニン〟……206
TAMEからNo.205へ――選択的トロンビン・インヒビターの基本構造……212
No.205からNo.805へ――毒性低減の試み……218
アルガトロバンの特長……220
酵素選択性の謎……222
検証――〝九番目のフェニルアラニン〟……227
アルガトロバンの位置づけ……229
科学の流れの中で……235

第Ⅰ部

創薬

岡本彰祐

第1章　出発

酵素阻害剤との出会い

筆者と酵素阻害剤との出会いは、ハンセン病の研究を手伝うことになる、という運命的な巡り合わせではじまった。筆者は中国奥地の野戦病院から、東京新宿の陸軍の研究所に戻ってきた。太平洋戦争末期、一九四四年九月のことである。

表向きは、将来の医学の教育者を温存するという理由であったが、実は陸軍省の「新薬」の開発研究を行うためであった。

この「新薬」は東京大学薬学部の落合英二の合成したクリプトシアニン（虹波）という感光色素で、当時大問題であったハンセン病の治療に有望だといわれていたが、その作用のメカニズムは、一切不明であった。全国的な動員で、すでに二〇〇名を越す医師も集められていたが、ハンセン病に対する効果は、「時に有効である」という範囲をなかなか出られなかった。

しかし一方では、虹波の副作用についての報告は少しずつ数を増しつつあった。

その副作用とは、第一にアレルギー性肺炎（とみられる急性肺炎）の増悪と、第二に結節らいの潰瘍化（結節による神経麻痺の回復と光田氏アレルギー反応の陽転）と、第三に臨床的に皮膚結核の改善とツベルクリン反応の陽性化であった。

なぜだろう……。

アレルギー研究者であった筆者は考えた。そうして「虹波はアレルギーを増強する」という筆者の個人的仮説をたてることになる。

筆者はその副作用のメカニズムを追究するという大胆な動物実験を行うことにした。まず実験動物で抗体産生や抗体の働きについて虹波の作用を調べてみたが、虹波が抗体産生やその作用に影響することはなかった。

さらにいろいろと調べてみて、筆者はアセチルコリン分解酵素（コリンエステラーゼ）に注目するようになった。血液の液性部分には、コリンエステラーゼが十分に含まれ、アセチルコリンの溶液と血液の液性部分とを混合してみると、アセチルコリンが速やかに分解され、その作用を失った。この反応液に、きわめて薄い虹波を加えてみると、アセチルコリンの分解は完全にとめられた。何度やり直しても間違いはなかった。さらに虹波を動物に投与してみると、その体内にアセチルコリンの作用が残る、あるいはその作用が増強されることとなる。この発見は大変な驚きであり、グループにとっても、大変な喜びであった。

当時はアレルギー反応をめぐり、ヨーロッパのヒスタミン学説、東京の中村敬三のアセチルコリン学説が火花を散らしている時代であった。この結果は中村のアセチルコリン説が一面正しいことにもなり、また従来発見されていた虹波の副作用の説明ともなる。

また試験管内実験による実験効率の向上により、すでに落合の手許で合成されていた約二〇〇種類以上の化合物についても、その化学構造と酵素抑制作用との関係を調べ上げることができた。終戦までのわずか数カ月の期間であった。

残念ながらこのコリンエステラーゼ阻害剤の研究は、終戦直後にデータも含めすべて米国に没収され、いまだに原著として発表されていない。

しかしながらこの研究は、筆者に酵素阻害剤（当時としては全く新しいジャンルであった）の研究に目を開かせたものであり、この時のインパクトは、抗プラスミン剤、抗トロンビン剤研究を通じて、五〇年以上の長きにわたり、筆者を激励してやまぬものとなった。

そして、アルツハイマー性痴呆との関連において、コリンエステラーゼ阻害剤がまた注目されている今日、この物質とのかつての奇遇を今さらに懐かしく思う。

焼野原での発想

話は終戦直後。

筆者の勤めていた陸軍の研究所も、その後長く勤めた慶応大学医学部も東京の新宿駅から遠くない所にあったが、その周辺も文字通り見渡す限りの焼野原と化していた。そこに焼けトタンなどを寄せ集めて作ったバラックで暮らす市民のいたいたしい姿は今も眼に残る。

こうした極度に荒廃した時代に、私共の新薬抗プラスミン剤の研究プロジェクトが発足した、いや発足しようとしていたのである。

＊　＊　＊

組織的には財団法人林研究所と三菱化成研究所の共同研究として、東京郊外溝の口[*1]の研究所ではじまった（57ページ写真I－1参照）。

林研究所の代表として筆者・岡本彰祐（当時慶応大学医学部講師、林研究所所員）が、三菱側の代表として長沢不二男（当時三菱化成研究所次長[*2]）が企画と指導の責をとるものであった。

林研究所からは他に岡本歌子（当時慶応大学医学部助手、林研究所所員）が実験に参加し、林髞（当時慶応大学医学部助教授）、宮木高明（当時千葉大学薬学部教授、林研究所所員）が研究委員会に参画した

（59ページ写真I-2参照）。

林研究所は、林髞（直木賞作家　木々高太郎としても有名）が私財を投じてつくった研究所であった。林髞グループは、一九三九年頃から戦中・戦後にかけて、種々の化学物質（主としてグルタミン酸、アスパラギン酸などの誘導体）の中枢神経に及ぼす影響を盛んに研究中であった。戦中・戦後の混乱期に、研究の灯をともし続けた珍しい研究所であり、前記の宮木高明、その他多くの俊秀が出入りする、活発な小研究所であった。

＊　＊　＊

その研究所の自由な空気が、当時弱冠三〇歳の岡本（彰）を林研究所の代表として三菱との共同研究に参加させる余裕を作ったのだと考えられるのである。

一九四七年初夏から、予備的な議論がはじまった。しかし長沢はいくつかの要求を持っていた。

第一に、ことの成否はとにかくとして、《国際的な水準》を抜く研究であること。

第二に、従来の学者によって荒らされていない《未開の領野》であること。

第三に、できれば病気の治療に役立つ《くすり》を開発すること。

敗戦後の日本にあって、それだからこそ、国際的な水準を抜くために「独創的なテーマ」を岡本に求めたのである。とくに類似の研究が少ないことが望ましいというのであった。

当時、ズルフォン剤、ペニシリンなどの抗生物質、あるいは抗ヒスタミン剤などの研究が新しい流行の潮流を代表していたが、長沢の提案は、この傾向を無視しようという斬新なものであった。

この長沢の要望は一見高望みと思えたが、今日顧みても、まことに卓越したものであった。その背後に、この共同研究の橋渡しに努力された宮木高明の示唆もあったと思われるが、「国際水準を抜くための独創性」という点は、長沢の多年の持論でもあった。

国際的な独創性の問題はさておき、宮木高明について一言ふれておきたい。

宮木は長沢の東京大学医学部薬学科以来の親友で、薬学専門家の中でも、とくに医学に詳しい薬学者であった。薬学と医学の共同研究の際に起きてくる問題についても、深い理解を持っていた。この宮木なくしては、少なくとも抗プラスミン剤の研究は全く生まれなかったとしても大過ない。

年月をおいて想起してみても「くすりを創る」という意図を早期から意識し続けたことは、この研究の特徴であったし、その目的で研究スタッフを組織することにもなった。

新薬への道

ともあれ、長沢の要望にこたえて、何度も何度も話し合ったのちに、ようやく岡本が提案したテーマが「抗プラスミン剤」の研究であり、長沢も十分に気乗りして、新研究は発足したのであった。もちろん当時は、抗プラスミン剤という用語も概念も、日本はおろか、どこの国にも全く存在していなかった。

◉コラム1

新薬の歩留り

（前略）抗結核薬のイソニアジッドの開発記録がある。抗結核薬として可能性の考えられる素材として、最初八〇〇〇のものが取り上げられ、それらを調査して五〇〇〇に絞り、抗結核菌性試験が行われ、そこで薬理試験の段階に送られたものは一〇〇〇となった。薬理試験を経て臨床試験にはいったときは四〇に減じ、最後にイソニアジッドひとつを得たのである。つまり、八〇〇〇分の一の歩留りとなるのである。

宮木高明

（「抗プラスミン療法　一五年のあゆみ」一九六八年）

筆者らの抗プラスミン剤の歩留り

上記の八〇〇〇分の一の歩留りは、非常に広く化学物質を選択した場合である。筆者らの場合はすでに文献的な示唆があった。ジョブリングらは不飽和脂肪酸（二重結合のある脂肪酸）の、タンパク質分解酵素に対する抑制作用を示唆していた。またSH化合物に関する研究もあった。ケイらは血液内にあるタンパク分解酵素抑制物質（かなりの高分子物質と見られる）の消炎作用を見ている。

筆者らの止血・消炎剤あるいは抗血栓剤の場合、およそ二〇〇～三〇〇分の一の歩留りで有望な手がかりが得られている。

岡本彰祐

血液の中にあって線維素を分解する特殊な酵素は、古くはフィブリノリシンと呼ばれており、このフィブリノリシンにプラスミンという名が英国のマックファーレンによって与えられた直後のことであった。この抗プラスミン剤のテーマはその後の合成抗トロンビン剤のテーマに続くことになる。

もっとも、最終的なテーマを決定する前に「異見」の交換もあった。

そのひとつは、当時、約五万種の有機化合物があったが、その作用を片端から調べてみてはどうか、というものであった。しかしそれは何十年を要する作業であり、リスキーな宝探しのようなものであるとして、筆者は、これはやりたくないと考えた。このような研究の歩留りは、きわめて低いといわれていた。（コラム1参照）

もうひとつは、酵素阻害剤としての抗コリンエステラーゼ剤であり、これは筆者からの提案であった。しかし、数日後に抗コリンエステラーゼ剤には多くの研究者がすでに集まっていて、文献を読むのも大変だから、あまりやりたくないという長沢からの話であった。

こうして、私共の共同研究の骨組みは次第にはっきりしてきた。

それが国際的な水準を抜く研究であり、第二に流行に流されない研究、第三に画期的なくすりを発見する可能性が展望されること、などであった。とくに長沢が強調したことは、動物実験は後回しにして、実験効率の高い試験管内で研究できるような問題が選べないかという要望であった。

第2章　止血・消炎剤

教科書の中にもヒントがある

研究の早暁期、筆者たちの周辺には、ベテランともいえる学会の権威が多数おられたが、また一方筆者らは若い青年層の「批判者」にも十分恵まれていた。

この批判層は、筆者が慶応大学で開講した免疫生理学のセミナーや、早朝からの血液生理学の講義に集まる二〇代の学生たちであった。彼らは当時の最先端研究であった新しい分子病理学の展開に高い関心を示していた。

筆者の講義の中心は、ウィガースの生理学の教科書などに、とくに小さい文字で書かれた「タンパク分解酵素と炎症」に関する事項であった。ウィガースによると、体内のタンパク分解活性の上昇は炎症の決定的な増悪因子であるという。

この周辺を調べていくと、ジョブリングとピーターソンによるタンパク分解酵素をめぐる厖大な病態生化学的研究が、学会からあまり大きく注目されることなく、むしろ軽視されたまま眠っていた。ジョブリングらの研究は、急性炎症、慢性炎症、アレルギーなどで、血液のタンパク分解酵素の活性が上昇すること、また、その上昇を抑えると、消炎効果があることをかなり見事に示唆していた。しかし、その酵素自体の研究は十分とは言いがたかった。彼らの研究が、今ひとつの迫力を欠いた理由でもあった。

さらにこれらの文献を追っていくと、ヨーロッパのオピー、同じくシャーデらの研究が、タンパク分解酵素の役割を強調していたが、やはり学会の主流からは無視されていた。当時学会の炎症論の主流は、当時の大御所ウィルヒョーらの細胞病理学であった。

しかし一九四六年、オックスフォード大学のマックファーレンとビッグスは、次のような報告で、注目を集めた。すなわち、血液中から彼らの見出したタンパク分解酵素は、血液中の凝固タンパクであるフィブリンを選択的にしかも急速に分解する――その速度は全血液中のフィブリンを二〜三分のうちにすべて分解しつくすほどの強い作用を持つと報告し、この酵素をプラスミンと呼ぶことを提案した。この特徴と命名は、たちまち、世界的になったのである。

しかしプラスミンの意味は、明確ではなかった。

＊　＊　＊

ではジョブリングらのいう血液のタンパク分解酵素とその後英国のマックファーレンらの命名したプラスミンとはどう違うのか。この問題の解決は、筆者らの当面した課題であった。それにはまだ誰もよく知らないプラスミンの性質と、その抑制物質の追求が必要であった。

一方、抗プラスミン剤の研究発足を支えた事実としては、ドイツのマッシュマンらの消化酵素としてのタンパク分解酵素に対して、化学構造の違う硫黄化合物が弱いながら選択的な抑制作用を示すという、報告であった。

アミノ酸のリジンがプラスミンの作用をとめた

当初から直接に研究に参加したのは、長沢と筆者のほか、三菱化成の合成化学者、横井弥毅男と佐藤正常、そして岡本歌子であった。遅れて、慶応大学医学部を卒業したばかりの塚田裕三と三菱化成の高木鋭一が参加した。

硫黄（SH）化合物がプラスミンを阻害することを手がかりに、まず一連の硫黄化合物について検討をはじめ、幸いに、チオアスピリンがプラスミン作用を抑制することがわかった。チオアスピリンは、アスピリンの酸素を硫黄に置き換えただけの物質であったが、とにかくプラスミンの働きを抑え、動物実験もできる程度に低毒性であった。この初めから何番目かにつくられた物質の成功が、次に続く長い研究をささえる支点となった。

研究には、楽観的な展望が必要であり、さらに何か今後の研究の手がかりか足がかりになる事実も必要であった。チオアスピリンの弱いプラスミン抑制作用は、研究の初期に筆者らの大変大きなはげましになる実に貴重な成績であった。

このあたりの研究には、理論も強い高木、佐藤等々の科学者の熱心な協力があった。

◉コラム2

抗プラスミン作用のスクリーニング

ここでは、どんなシステムで抗プラスミン作用を調べたかについて、ごく簡単に説明しておきたい。

第一にタンパク分解酵素は実験動物の種類により著しく違ってくる。いろいろと調べた結果、馬の血液を使うことにした。研究所の近くに食肉処理場があり、そこで容易に新鮮な馬の血液が手に入るからであった。

血液からは赤血球をとり除いた液性部分（血漿）を出発材料としてプラスミンを手に入れる。

次に血漿を水で二〇倍位に薄め、弱い酸性（pH5.18）にするとプラスミンの作用を持つ沈澱が得られる。

一方フィブリンの溶液にこの沈澱を加えてフィブリンが分解される速度からプラスミンの活性が測定される。この活性を薬剤がどの程度まで抑制するかを測定する。この抑制の程度が抗プラスミン作用となる。

こうして、硫黄化合物のチオサリチル酸を中心に、一連の物質が合成されたが、このグループからは十分に強いプラスミンの抑制物質は見つけられなかった。現実の問題として、研究室の周辺には、温泉街のような硫黄化合物の匂いがたちこめる結果のみが残ったのである。

実際チオサリチル酸関連物質は、その作用が弱いだけでなく、チオサリチル酸の構造からみて、化学的に不安定な物質が多いという好ましくない性質に悩まされた。しかしながらこの物質を介して、少なくとも合成化学者の熱心な協力を得ることはできたが……。

一方、入手可能な他の低分子化合物についてもスクリーニングの対象を広げた。その結果、妙な特徴に気がついた。

それは、グルタミン酸とアスパラギン酸が、弱いながらプラスミンの作用を促進するようにみえたことであった。

それに対して、アルギニンとヒスチジンでは、プラスミンの作用を抑制するような成績がみられたのである。

（ここで注目されたのは、グルタミン酸とアスパラギン酸には、分子にマイナス荷電が多く、アルギニンとヒスチジンにはプラス荷電が多いという成績であった）

こうなると、残されたプラス荷電の多いアミノ酸であるリジン（図Ⅰ-1参考）が注目される。しかし戦後のこの時代、リジンなどの基礎的なアミノ酸の入手はほとんど不可能であった。

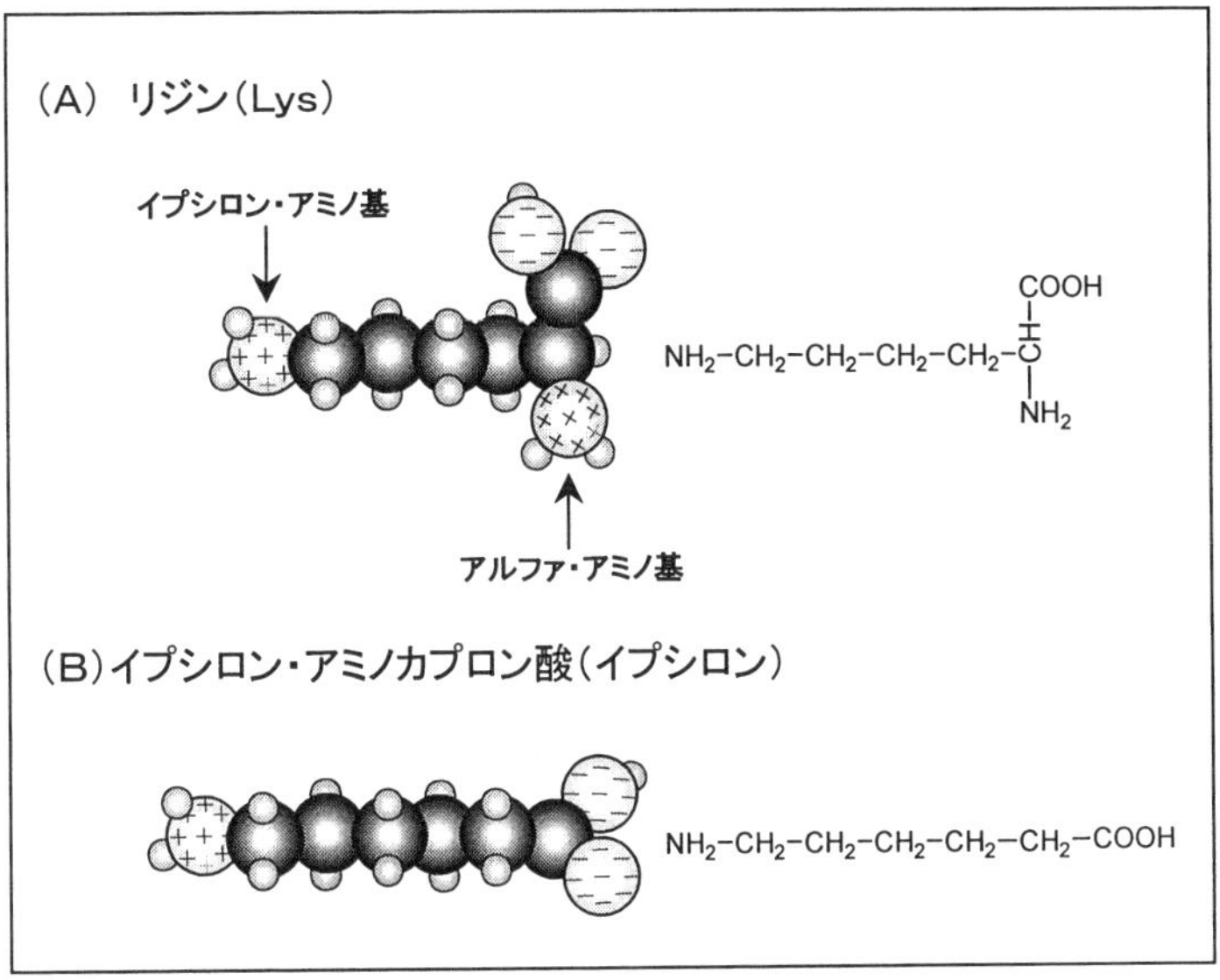

図Ⅰ-1　リジンとイプシロンアミノカプロン酸（イプシロン）
リジンのアルファ・アミノ基を除いたのがイプシロンで、抗プラスミン作用はリジンの約10倍強い。

かなりおくれて、リジンが手に入り、ようやくその作用を調べることができた。

ある夏の午後、実験室で林研究所出身の実験助手世良田純江の叫び声が起きた。「大変です。ものすごく薄い濃度でプラスミンの作用が抑えられます」

筆者はすぐその実験をくり返した。やはり本当にプラスミンの作用が、ものすごく薄い濃度のリジンで、みごとに抑制されたのである。

＊　＊　＊

こうなると、分子の荷電などにくわしい合成化学者から、荷電理論が百出し、あっという間に、イプシロンアミノカプロン酸（イプシロン）などの分子モデルが出来上がってしまった。

このモデルでは、プラス荷電のアミノ酸と、マイナス荷電のカルボキシル基を五個のメチル基がつなぐ、ということになる。

この五個のメチル基を環状化合物で置き換えることなど、活発な討論が続くのである。

世界初の「抗プラスミン剤」の誕生

やはり生体に存在するアミノ酸の一つであるリジンが、「抗プラスミン作用」を持つ、というこの発見は幸運であった。当然のこととして、一般に生体内のアミノ酸は毒性がきわめて低い。その化学的な構造を少しずつ変えていくことによって、安全性が高く、しかも抗プラスミン作用の強い物質が得られる可能性がみえてきたからである。

リジンはカプロン酸を骨格として、アルファ位とイプシロン位にアミノ基を持つ。このアルファ位のアミノ基を除くことによってイプシロンが得られた（図I-1）。このイプシロンの抗プラスミン作用は、リジンの約一〇倍、しかもきわめて毒性の低い、安全性の高い物質であった。

世界初の「抗プラスミン剤」イプシロンの誕生であった。

＊　　＊　　＊

イプシロンを見出すことのできた筆者らは、最初にこの研究を日本の酵素化学シンポジウムに応募した。しかし、当時はじめられたばかりの演題選択委員会で却下された。この経験は、いわゆる学会のボスたちの権威と判断力について、筆者らが疑いを持ち始めた最初の機会でもあった。

なんといわれても、自分の研究成果が事実ならば、それを大切にしていこうという気持ちになったのである。この信念は画期的な新薬を開発する上で絶対に必要なことであったと思う。そのために、くり返しくり返し実験条件を検討し直すという慎重さも求められるのであるが……。

友情の力

すでに、イプシロンが、ほとんど毒性のない化合物であることは、大根田玄寿（当時慶応大学病理）によって調べられていたが、どのような病気に使うのか、ということになると、全く新しいカテゴリーを持つ薬だけに、漠然としていた。

ただ当時わかっていたことは、アレルギーや子宮の機能性出血の際に、プラスミンがふえる、ということであった。そしてプラスミンがアレルギーの原因になるという報告もあったが、一般には仮説の一つとみなされていた。

そんな時、筆者の親しい二人の友人、糸賀宣三（当時慶応大学小児科）と佐藤彰一（当時慶応大学産婦人科）によって、イプシロンの最初の臨床治験が報告された。糸賀はアレルギー性の小児慢性湿疹に対して、佐藤はまず妊娠悪阻について、次いで月経過多および子宮の機能性出血について、その効果を確認したのであった。

この両氏の協力によって、イプシロンは薬としてのスタートを切ることができたのである。

＊　＊　＊

次の段階で共同研究の臨床部門は第一製薬に移され、特許関係は三菱化成に残った。

そこへ、米国に申請していたイプシロンの特許に対して、根本的な点をめぐって米国の特許局からクレームがきたのである。

一言でいえば、動物実験と臨床研究の両面において徹底的な再吟味を要求してきたのである。その要請は、従来の日本の医薬研究ではみられないほどに苛酷であり、私共の従来の研究の正当性をほとんど否定しようとするものでもあった。その内容は次に記すようなものであった。

「拒否する。理論的仮説に特許は与えられない」

どうしても、「プラスミンが血液中で増加すれば、病状が増悪する」、という臨床試験と動物実験が必要である、というのが拒否の理由である。ところがこれは大変な問題であった。

日本と世界の距離

当時日本の医薬品の許可の可否は、主として安全性に関するものであった。何十例、何百例の臨床例で副作用がほとんどなければ許可されるような時代であった。薬の効果も医師の判断に基づくもので、統計的な処理はあまり強調されていなかった。

そこで抗プラスミン剤の効果に関して徹底的な再吟味が要請されたのも当然であった。医師の判断を要するような場合には、医師がその名前を明記し、米国の外交官、たとえば総領事の前で宣誓することが義務づけられ、万一、偽りの書類を提出した場合には「偽証罪」に問われる、という話であった。

このような米国特許局の要請は、米国等では当然の要求であり、日本側としても受け付けざるを得ない要請であった。

組織の力

米国特許局の要請は、尋常の手段で対応できるものではなかった。そのために、医学部の過半数に近い研究員の協力が必要となった。

ここで慶応大学医学部に大きな研究計画の組織、アンチプラスミンプロジェクト[*3]が発足した。当時の医学部長・草間良男を議長として、筆者らが基礎ならびに全体計画を、前記の佐藤、糸賀、ほか新しく加わった各科の臨床医が臨床研究を担当する、専門分野を超えた大プロジェクトであった（図I-2）。

産業側では、三菱化成の特許部が国際舞台における情報収集にあたり、現場の推進役として力を発揮

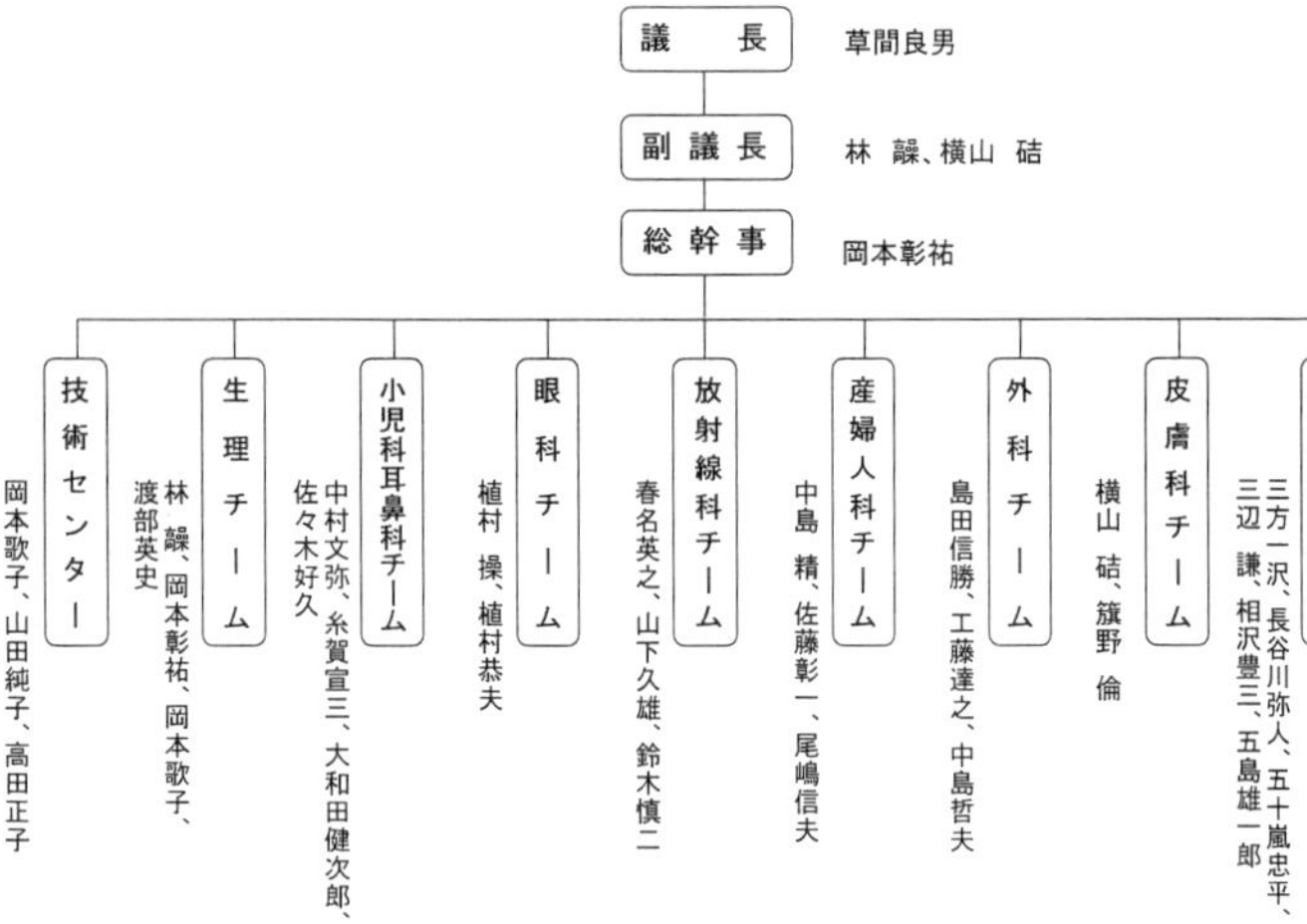

図 I-2 アンチプラスミンプロジェクト組織図

した。後には、同社の篠島秀雄社長も参画し、草間医学部長と再三会談するなど、各レベルの意識統一もかなり理想的であった。第一製薬もまた、本プロジェクトを推進するにあたり、熱意ある対応を示してくれた。

たとえば、当時第一製薬学術課長だった竹屋康光は、「当時の学術課の全研究費の七割をこのプロジェクトの研究費として指定寄付し、大学の公金扱いとした。それにはかなり大変な決意が必要であった」と、最近告白している。

これは異常なまでの熱意のあらわれであった。

しかもこのような熱意は、広く若手研究者から教授レベル、あるいは医学部長にまでみられていたのである。これは戦後はじめての敗戦国の積極的な国際的「働きかけ」に対する賛同でもあった。実際、厖大な研究規模におそれをなした筆者は、外資系の会社と組むことを提案したが、「それでは日本の名前が消えてしまう」という社長、医学部長の判断であった。社長、医学部長を含めて「一方ならぬナショナリズムの高まり」といっても過言ではなかった。

一九五九年、その結果が一三篇の英文論文として発表され、公文書が研究者の宣誓のもとに米国政府筋に送られた。こうして米国政府の許可が原則的に得られたばかりでなく、国際的にも大きなプラスミン・ブームを引き起こすことになったのである。

◉コラム3

プロジェクトとは

ある目的を狙う組織という意味で、プロジェクトという言葉がかなり広く用いられるようになった。固定した組織を超えての、特定の目的のために自由にかつ集中的に働ける、という利点を持つ。歴史的には原子爆弾開発のためのマンハッタンプロジェクトが有名である。

予算に束縛されないことが一つの特徴であろう。しかも能力のある人をかなり自由に組織できる特徴がある。官僚的な枠を打ち破って自由に人を集め得る組織である。

慶応大学医学部を中心とするアンチプラスミンプロジェクトでは、多数の異なった専門を持つ研究者が集まることができた。

新しい「抗プラスミン剤」を求めて

その後、アメリカ、スウェーデン、フランス、スイス、ベルギーなどでも盛んに研究が行われるようになり、イプシロンは国際的にも地位を確立していった。

イプシロンは、プラスミンを抑制すれば治療につながる、という筆者の当初の仮説を証明するに十分な役割を果たしてくれた。

しかしながら、肺手術の際などにおきる「大出血」やプラスミンが激しく活性化された重症のプラスミン性出血に対しては、その効果は十分とは言えなかった。スウェーデンやフランスなどでは、一日当たり三〇〜六〇グラムというイプシロンの超大量投与によって、そのような出血の治療にあたっていた。この量は、薬を飲むというよりも、まずい食事を食べるという感じのものであった。またいくら毒性の低いイプシロンであっても、この量では下痢、食欲不振、立ちくらみなどの副作用を免れることはできなかった。

さらに強力な「抗プラスミン剤」を手にする必要性が生まれてきたのである。

＊　＊　＊

では、どうやって探すのか？

そのヒントは、イプシロンの中にあった。

◉コラム4

果てしない出血（ウージング）

当時人間のプラスミンを活性化する細菌毒素ストレプトキナーゼ（以下ＳＫと略称）は知られていたが、このＳＫは人間のプラスミンを活性化するが、ウサギや犬などの実験動物には、ほとんど作用をしないのである。

ところが、犬やウサギの血液にごく少量のヒト血液をあらかじめ混入するとＳＫに対する反応性が急に増大することを筆者らはたまたま知っていたのであった。すでにプラスミン研究の準備段階で、幅広い種類の実験動物で、種による差が著しいことを経験していたのであった。

筆者らはそこで、犬やウサギに、少量のヒト血液を投与した後に、ＳＫをそれらの動物に与えると、動物の血液のプラスミン活性が著しく増大するのである。

プラスミン活性が増加するとともに、動物の傷口に出血が起こってくる。動物実験を手伝っていた中島哲夫（当時慶応大学外科）が言った。「これが我々外科医を悩ます果てしない出血（ウージング）だ！」

イプシロンなどの抗プラスミン物質を静脈注射で投与すると、ウージングは止まり、血液のプラスミン値も低下する。このような動物実験をくり返し行い、米国の特許局に送った。

もちろんウージングを抗プラスミン剤が抑制するという臨床成績、例えば白血病の出血例への応用（長谷川弥人ら）なども特許局に送られた。こうして程なくイプシロンの特許が成立したのである。

この一連の研究成果は、朝日新聞の学芸欄に大きく報道され、国内の注目を引く一因ともなった。

（註　ウージングとは、血管壁から滲み出てくるような出血で、傷口がみえず、止血が難しい）

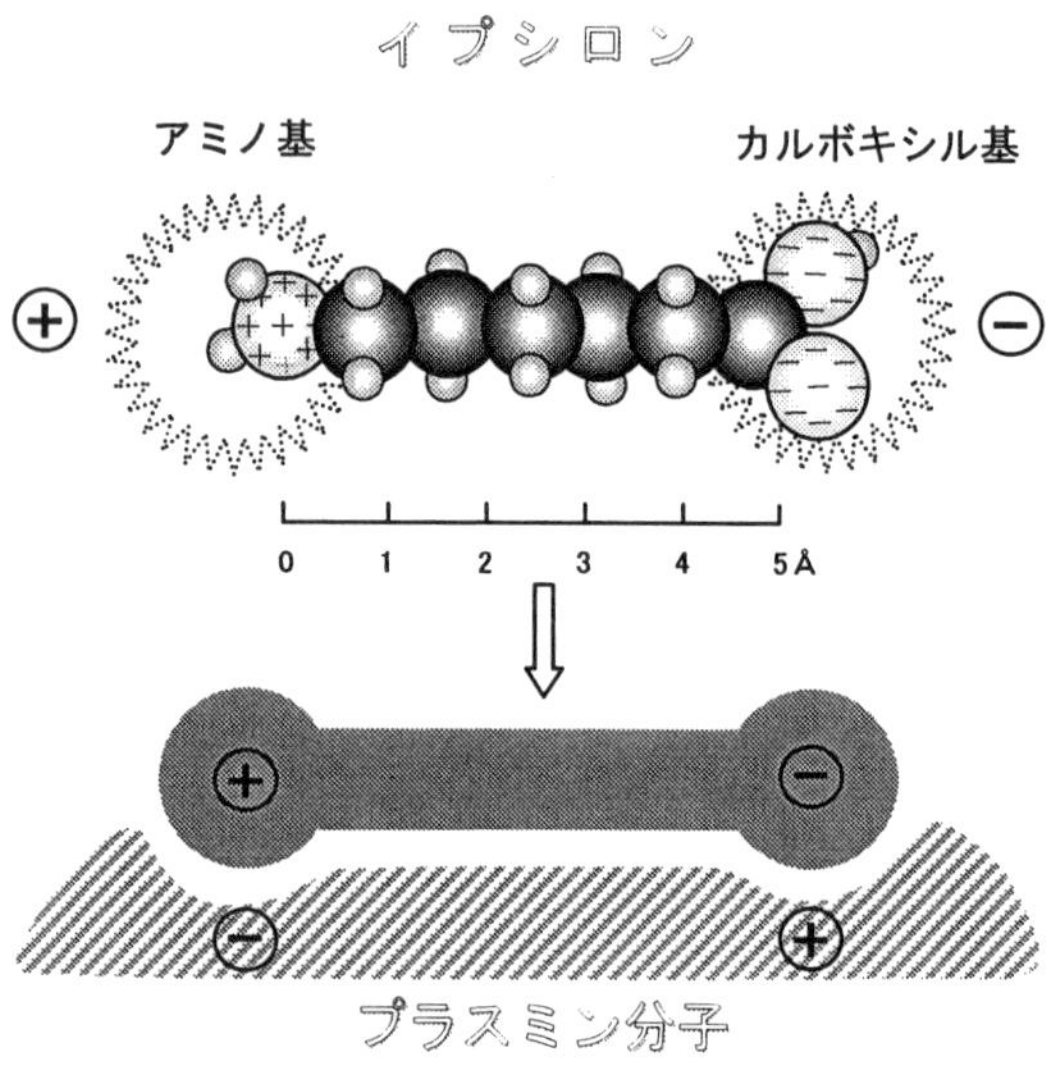

図Ⅰ-3　イプシロンとプラスミン分子との相互作用

イプシロンの両端にあるマイナスとプラスの荷電が、プラスミン分子上に存在するプラスとマイナス荷電の部分と結合することによって、プラスミンの作用を抑制する。プラスとマイナス荷電の間の距離は、約5オングストロームである。

イプシロンの構造の特徴は、①アミノ基（NH_2）を持つこと、②カルボキシル基（COOH）を持つこと、③アミノ基とカルボキシル基の間に、五個の炭素原子をもつ炭化水素を持つことであった。つまり両端にプラスとマイナスの荷電があり、その間に約五オングストロームの距離をおくことによって、プラスミン分子に結合しやすくなり、その結果プラスミン作用を抑制できるということである（図Ⅰ－3）。

そこで、プラス荷電とマイナス荷電の距離を固定するため、鎖状炭化水素を環状（ベンゼンやシクロヘキサン）に置き換えて検討が行われ、トラネキサム酸の前段階物質、アミノメチルシクロヘキサンカルボン酸（筆者らはその頭文字、ＡＭＣＨＡ、をとってアムチャと読んでいた）にたどり着いた。一九五〇年代のことであった。

ここで大きな問題が出てきた。

アムチャの立体異性体（シス型とトランス型）の存在である。

図Ｉ−４に示すように、アムチャのシクロヘキサンの部分が、ボート型になったり椅子型になったりするのである。日本の研究では、椅子型（トランス型）がプラスミン作用が圧倒的に強く、ボート型（シス型）には抑制作用がほとんど無かったのである。

当時、これらの異性体を分離し、特定することは容易ではなかった。ようやく第一製薬研究所の清水正夫らが異性体の分離に成功し、筆者らの検討の結果、トランス型が有効であることが確認された。その作用はイプシロンの約一〇倍強力であった。

こうして強力「抗プラスミン剤」トラネキサム酸（商品名トランサミン）が誕生したのである。

トランサミンの動物実験並びに臨床試験は、前記の慶応大学医学部に設置されたアンチプラスミンプロジェクトで、アムチャの段階からすでに行われていた。

それまで、イプシロンを患者に一日二〇グラム以上も与える必要があったが、トランサミンならその

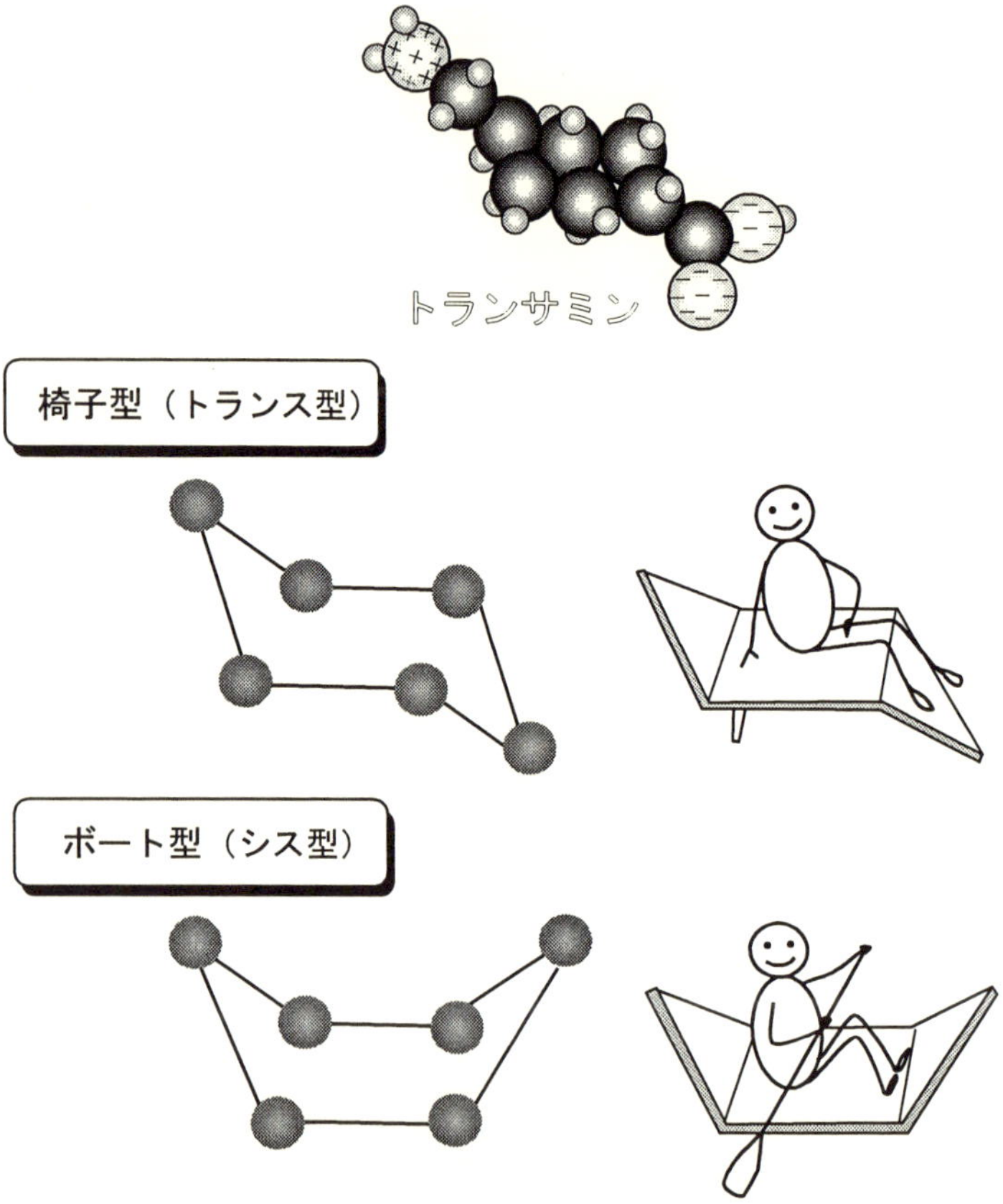

図 I-4　シクロヘキサンの立体構造

一〇分の一で有効になる、ということは決定的な意味を持つのである。

このトランサミンの効果は、とくに肺手術などの大手術の際のプラスミン性出血においても抑制効果が明らかであった。

さらに研究を続けなければならないことは当然であるが、研究室としてはきわめて明るい見通しを持つことができた。

日本国内において、二〇〜三〇を越す医学部などで抗プラスミン剤の組織的な共同研究が行われ、真木正博等、この方面の指導的な研究者がぞくぞく誕生する、という大変幸運なブームにも恵まれた。三菱化成、第一製薬との産学共同も、学問の進歩から見て、ほとんど未曾有の進展をみせてくれた。

世界の流れの中で

米国では、プラスミン研究において、ソール・シェリーが強い影響力を持っていた。シェリーらは血栓の治療に連鎖状球菌由来の一種の酵素が有効であると信じていた。この酵素は、ストレプトキナーゼ（以下ＳＫと省略）といい、生体内でプラスミノーゲンをプラスミンにする、プラスミノーゲン活性化酵素である。経口的には吸収されず口腔粘膜から体内に移行するという。このＳＫは、ニューヨークの大企業によってとりあげられ、血栓治療の有望な薬剤の一つとされていた。その後ニューヨークのガン研究所を訪れて驚いたのは、ガンの転移予防にＳＫが有効であるという考え方が圧倒的であり、しかも当時はガンの転移は多臓器に血栓ができることにより起こると主張されていた。（ＳＫのガン転移防止の有効性は後にデンマークのアムリスらによって完全に否定された）

欧州では、米国とは別のストーリーが展開していた。とくに前述のように英国のオックスフォード大学では、マックファーレンとビッグスらが、血液中の一種の「タンパク分解酵素」に着目していた。そしてこの酵素が、とくに好んでフィブリンを分解することに注目し、この酵素にプラスミンという名称を与えた。

今日プラスミンという名が広く用いられるようになったのは、オックスフォード大学による一種の広報力（一流雑誌にわかりやすい論文を次々に発表する力）によるのであろうか。

＊　＊　＊

一九六〇年に東京で開かれた国際血液学会に続いて、その二年後には、メキシコで次の国際学会が持たれた。抗プラスミン物質の研究にとっては、この学会がやはりきわめて重大な転機となった。たまたま議長はパリの輸血研究所長のスーリエで、プラスミンによって起きたと思われる出血例を報告した学者であった。

ガンによるとみられる「出血」に対して抗プラスミン物質の投与で効果があったという筆者の報告を聞いて、スーリエは非常に嬉しく思ったのであろうか、筆者の報告の直後に特別に二〇分ほどの討論時間を割いてくれたのである。

これは実に異例のことであった。プラスミンの増加が出血をきたすということ、さらに抗プラスミン剤が止血効果を持つこと、を聴取者が一致して認めてくれたような雰囲気を残したのであった。すっかり気をよくした筆者は、学会の用意してくれた市外の巨大なメキシコピラミットの見学などを楽しんだのであった。

その後一九七〇年にビッグスの提唱より、オックスフォード近郊のバースで国際委員会が開かれた。後にこの会議には第一回国際血栓止血委員会の名称が与えられている。

筆者は、バースの会議に出席し、イプシロンについて報告したのであった。イプシロンの追試者も多く、演題七〇題のうち、半数がプラスミン同定のため、イプシロンを使用していたのは望外の喜びであった。

＊　＊　＊

イプシロンが国際的に認知されていく過程で、多くの海外の学者との出会いがあった。

筆者がマックファーレンの研究所を訪れた時のことである。彼はいきなりこう言った。

「新しい大型コンピューターが入った。それを見ますか?」

当時、大型コンピューターは非常に魅力的なものであったかもしれないが、筆者は答えた。

「いや、血液学の話をしたい」

こうして、ようやく彼の部屋で懇談した。「たとえば抗プラスミン物質イプシロンをウサギに静脈注射で与え続けたら、どうなると思いますか?」と筆者は彼に尋ねた。
「血液のフィブリノーゲンの量はどんどん増加して、ウサギは死んでしまうだろう」。彼はこう言った。彼らはプラスミンの役割を過大評価するあまり、血液中の線維素原(フィブリノーゲン)の代謝がプラスミンの働きで「常に」起きていると考えたのである。

その時、筆者は持参した実験成績の図を示した。イプシロンのウサギへの注射では、フィブリノーゲンは増えないのである。

「つまり、プラスミンは、常に働いているのではない。何かの時に働くだけなのである」

従って、イプシロンを投与していても彼が考えていたような危険性はないのである。

しばらく討論したが、マックファーレンは完全に納得したのである。その後で、彼はこう言った。

「私の弟子たちには君から説明してくれ」……実際筆者は英国の各地を訪れ、彼の弟子たちに、同じ説明をくり返すことになった。

こうしてイプシロンは、国際特許、国際学会などへの働きかけによって、世界に認められるくすりに成長していった。とくにマックファーレンが納得したという事実は、世界的に大きな影響力を持った。気がついてみると、筆者もまた各国で通じる血液学の指導者としてその力を増していったように思えるのである。

「抗プラスミン剤」トランサミンが世界へ

筆者らの研究が、イプシロンからトランサミンの前段階物質、アムチャに移った頃、一九六〇年代初頭のことである。

スウェーデンの製薬会社、カビ社の社長が来日した時のことである。

当時の日本の製薬会社の社長がゴルフをしながらアムチャの話をしたようである。

しばらくして、筆者がスウェーデンのストックホルムにいくと、カビ社の副社長のヘルストレーム氏が筆者を待ちかまえていて、いろいろとスウェーデンの研究者に逢うように用意されていた。このことが筆者とスウェーデンとの四〇年を超す共同研究のはじまりであり、トランサミンが世界に進出するきっかけでもあった。

なおヘルストレームとは地獄の川という意味を持つ当地特有の名前であるが、筆者にとっては、少なくとも「地獄の川」氏ではなかった。

＊　＊　＊

ストックホルムから飛行機で一時間ほど南下したところに、マルメという静かな町がある。

ヘルストレームに会った翌日、同市のルンド大学医学部に、女性教授ニルソンと講師のアンダーソン（後にカロリンスカ研究所教授）を訪ねた。彼らはすでにプラスミンの研究をしていて、筆者らの抗プラスミン剤に大変興味を示し、筆者らの仕事を手伝ってくれることになった。

この関係は実に長く四十余年も続いた。スウェーデンの医学者によると、抗プラスミン剤は岡本を父として生まれ、ニルソンを母として育ったという。（抗プラスミン剤はまさに日本生まれの新薬でありながら、米国ではスウェーデンのくすりと考えられている。これはスウェーデンのカビ社が、米国に広く販売網を持ったためである）

スウェーデンとの共同研究に続き、筆者はスイス・バーゼルの大学教授コラー、次いでフランス・パリのグループ、さらに英国・オックスフォードのグループ、あるいは米国・ニューヨークの研究者等々と情報交換することになる。

第3章　「抗トロンビン剤」の発想

―血栓―人類最大の敵―

これは筆者の言葉ではない。

スイス・バーゼル大学のコラーは、一九七〇年の第一回国際血栓止血学会で、「血栓こそ、人類の最大の殺人者である」と、学会の最後の総括で述べている。

抗プラスミン剤は、プラスミン研究の吸引力となり、さらに治療方法としても、思いもかけないほどの大きな発展をとげ、「抗プラスミン療法」という新しい分野を開拓した。

そこで次に、血栓治療に役立つと思われる「抗トロンビン剤」の研究に対する意欲が、医学、薬学の両分野で、次第に高まってくるのも当然であった。

ある意味では、「夢よもう一度」という意味合いもあったかもしれない。

（なお、「抗トロンビン剤」の開発過程については、第Ⅲ部で共著者らが詳しく記載して

いるので、本章では、筆者のむしろ主観的な側面から問題をとりあげることとする）

血栓症は「西高東低」

日本では血栓症が欧米諸国ほど問題になっていたわけではなかった。むしろ出血性疾患が注目されていた。そのため日本の専門家は、欧米学者との意見の食い違いに悩まされていた。

血栓症の頻度は、国際的にみて西つまり欧米と東つまりアジア諸国の間に大きな差があり、欧米にきわめて高く、アジアに低い、いわゆる西高東低であった。

このような比較では血栓症の基準が問題になるが、筆者の友人、タイの女性病理学者タララックは、タイとドイツの患者の病理解剖結果から、血栓症の比率がドイツではタイよりも約八倍高い、と結論している。これには食生活が大きく関与していると思われる。

図I–5のノルウェーの統計では第二次世界大戦中の脂肪摂取量に代表される食料不足時には血栓死が激減し、また戦後には食料不足の改善とともに再び増加していることが示されている。

筆者もドイツを訪れた際、病院を併設したミュンヘンのホテル（アラベラの家）にしばらく滞在したことがあるが、日本では非常に安全だと思われている虫垂炎の手術でさえ、そこでは心臓の血栓症を併発し、医師を驚かすことがしばしばあると聞いた。

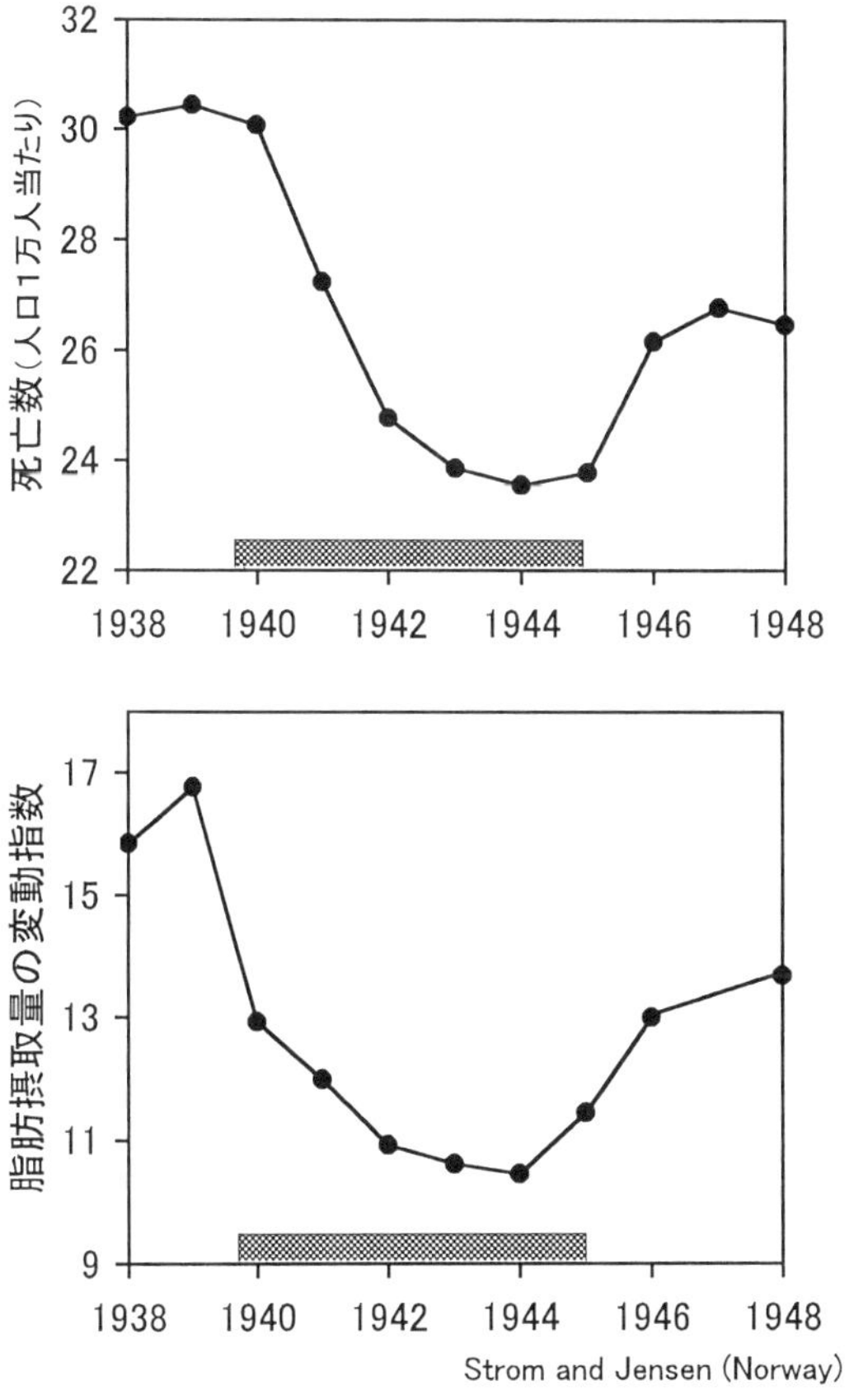

図Ⅰ-5　第二次世界大戦と血栓死

ノルウェーの統計によると、第二次世界大戦により、食糧不足が生じ、脂肪摂取量が激減し、人口１万人あたりの血栓症による死亡数が激減した。戦後も脂肪摂取量が増加すると同時に血栓死亡数も再び増加した。日本においても九州大学医学部から同じような相関が報告されている。血栓症の発生と、脂肪食との相関は、もちろん単純な因果関係ではなく、生活一般との相関が追求されなければならない。

一九六九年から、国際血栓止血委員会の委員として、諸外国の学者との交友が深まるにつれ、血栓症が世界的にみて、もっとも多くの人命を奪う病気なのだ、ということを、ますますはっきりと認識するようになったのである。

出血と血栓は、一見反対の現象であるが、その基本的メカニズムは非常によく似ている。

前述のように、筆者らは、幸いにもプラスミンの働きを抑制するイプシロンとトランサミンを開発することができた。では次に、トロンビンの働きを抑制する「抗トロンビン剤」も同じように見つけることができるのではないか、という気持ちが、次第に強くなってきた。

「独創的なテーマ」の選択

研究テーマを「抗トロンビン剤」の研究にするにあたり、「抗プラスミン剤」開発時の長沢不二男の提案が想起されよう（前章に記載）。長沢の先見的な「主張」が、どれほど重大であるかを証明することは、筆者の今後の仕事でもあった。

第一に、「国際的水準を凌駕するもの」という要請であったが、それは国際的な進歩を単に追いかけるということではない。言いかえれば、すでに国際的に出来上がった建築物の中に入り、柱の一本に「日本式の装飾をほどこす」というような、追試的研究であってはいけないのである。

さらに第二に長沢の言うように、文献の少ない領野であり、その未開の領野で、「くすり」を発見しようとする「展望」が必要であった。合成抗トロンビン剤の研究というテーマは、このような「方向性」を持つものであったかどうかは、自問自答された点であった。

＊　＊　＊

血栓症が圧倒的に多い欧米では、すでに血栓療法に関する多くの研究が行われていた。その代表的な研究としては、血栓形成を阻止するヘパリン療法とワーファリン療法、血栓を溶かすストレプトキナーゼ（ＳＫ）療法などがあった。

つまり欧米諸国は、血栓症の問題国でもあり、血栓療法の先進国でもあった。それに追いつき、追い越そうという、筆者らの「抗トロンビン剤」の研究は「大変な困難が予想される課題」であった。

ヘパリン療法は、当時コラーらとホフマンロッシュのグループによって盛んに研究が行われていた。生体内にも存在するヘパリンの抗凝固作用を利用して血栓症を治療するという、きわめて自然な方法であったが、ヘパリンの副作用（とくに出血）は致命的ですらあった。ヘパリンの作用がヘパリン補助因子（アンチトロンビンⅢ）の量に大きく左右されるため、必要量が患者によりまたその状態によって変わることが大きな原因であった。この副作用の問題が、ヘパリン療法を全面的に推奨しかねる理由となっていた。（抗トロンビン剤アルガトロバンの米国での適応症となった、ヘパリン起因性血小板減少症もヘパリンの副作用の一つである。しかし、当時はまだ問題にはなっていなかった）

ワーファリンをはじめとするクマリン誘導体は、経口投与が可能な抗凝固剤として血栓予防に有効であったが、即効性がなく、またヘパリンと同様に必要量が患者によって異なるという、問題点があった。ストレプトキナーゼ（ＳＫ）による血栓溶解療法は、ＳＫが連鎖状球菌の菌体外毒素であることから、その抗原性が大きな問題となっていた。またＳＫによってプラスミン系をコントロールすることはかなり難しく、ＳＫ療法はまだまだ未熟な段階にあった。*4

このような現状において、抗生物質がそうであるように、「血栓治療剤の数種類」を手元に用意しておく必要があるのではないか、抗トロンビン剤もそのひとつになり得るのではないか、という筆者の思いがあった。また、合成「抗トロンビン剤」（低分子）の研究は、本研究がスタートした一九七〇年代には、筆者の知る限りではほとんど皆無であった。

そんなある日、神戸の筆者の研究室に、三菱化成の佐藤正常が訪ねてきた。抗プラスミン剤開発当時の仲間であった。佐藤と筆者の間には、年月をかけて築き上げた友情と信頼の絆があった。私たちの話ははずんだ。やはり「抗トロンビン剤」の研究は有望のように思えてきた。

さらに何度も相談を重ね、神戸大学の筆者らと、佐藤のいる三菱化成研究所の科学陣で、つまり「抗プラスミン剤」を研究した友人どうしが軸となって、「抗トロンビン剤」の産学共同研究が再びスタートした。

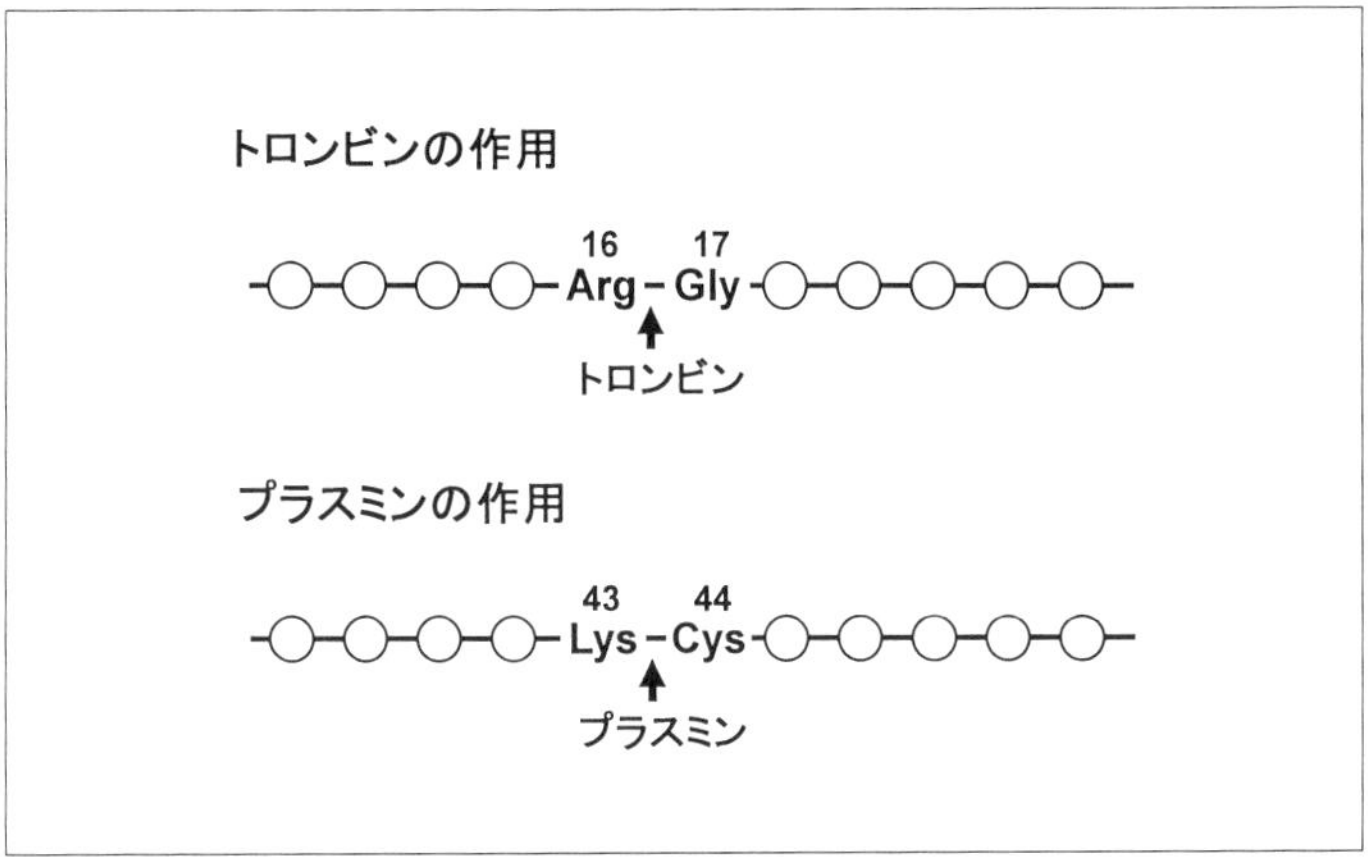

図Ｉ-6　分子レベルからみたトロンビンの作用機作
トロンビンおよびプラスミンによるフィブリノーゲン（α鎖）の切断部位。トロンビンはアルギニンのC末を、プラスミンは主としてリジンのＣ末を切断する。

柳の下に泥鰌が二匹いる

さて、一方一九六〇年代は、「分子生物学」の夜明けの時代でもあった。

当時在京の筆者あて、東京駅の近くのホテルから電話が入った。オーストラリアのエドマンである。早速、昼食を共にすることになった。

その席にはストックホルムのビリヤー・ブロンベックも一緒であった。エドマンは、タンパク質のアミノ酸の並び方を分析決定する自動装置を開発した学者であった。当時はストックホルムのブロンベックに協力してフィブリノーゲンのアミノ酸配列を研究中であった。

こうして明らかにされたことは、図Ｉ-6

に示すようにプラスミンはリジンのC末を切断し、トロンビンはアルギニンのC末を切断するということであった。

（もちろんトロンビンは血液のフィブリノーゲンに作用してこれをフィブリンにする。プラスミンはフィブリンに作用してこれを溶かしてしまう）

＊　＊　＊

「柳の木の下に、泥鰌は一匹しかいないと言われているが、筆者は二匹目もいるのではないか、と考えて抗トロンビン剤の研究をはじめた」――京都の血液学会で合成抗トロンビン物質の最初の発表をしたとき、この妙な導入から話をはじめたのであった。

プラスミンは、アミノ酸のリジンのC末を切る。そのリジンからごく簡単な変化でイプシロンなどの抗プラスミン剤が得られた。

トロンビンは、アミノ酸のアルギニンのC末を切る。ではアルギニンの脱アミノ、脱カルボン酸の変動程度の近縁物質には抗トロンビン作用がありはしないか、と筆者は考えたのであった。

この「柳の下」理論（？）はみごとに裏切られた。アルギニンはおろか、その右記のような近縁物質からはトロンビン抑制作用は一切見出されなかった。

反対に、どこの研究室にもあるトシル－アルギニン－メチルエステル（ＴＡＭＥ）に、僅かながら、トロンビン抑制作用があった。ところが、ＴＡＭＥはどこの研究室でも、トロンビンの分解能を測るため

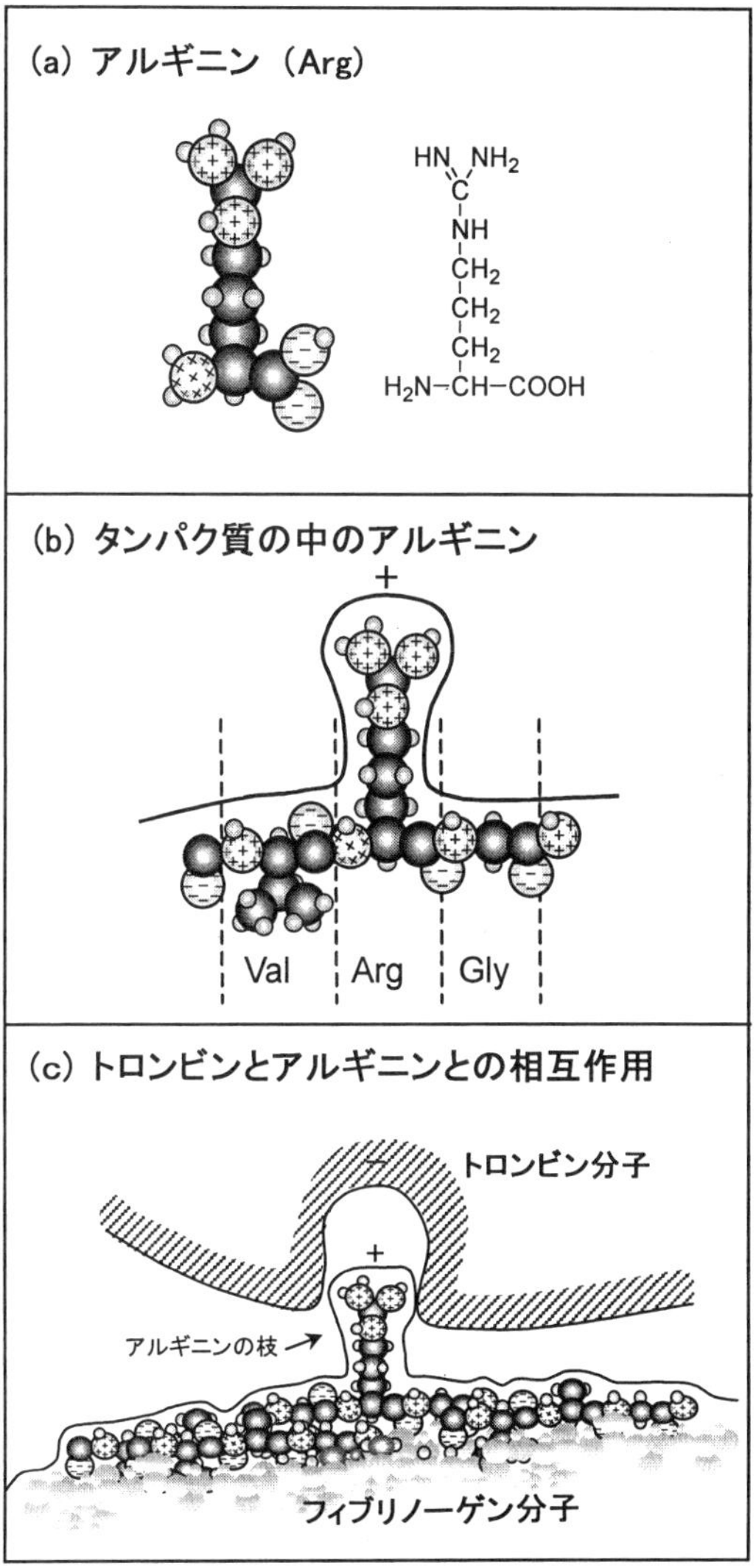

図Ⅰ-7　アルギニンというアミノ酸

に使われている合成基質であり、トロンビンにより、速やかに分解されてしまうのである。（TAMEから出発して、やはりその先に泥鰌がいた。しかしTAMEから数えてなんと数百回の修飾の後に、一応満足すべき合成抗トロンビン剤アルガトロバンが得られたのである。この間長い年月と努力が必要であった）

主題「くすりを創る」に戻って、その手引きとして二つの問題をあげたい。

第一は、問題の分子生物学的側面で、第二は有機化学的なアプローチである。

第一の分子生物学的側面としては、トロンビンがアルギニンのC末を切断する、ということであったが、このアルギニンというアミノ酸は、プラス荷電の強いアミノ酸であり、タンパク分子の中で、その部分が図I–7（b）のように溶液の中に突出している。この部分で酵素のトロンビンと結合するのである。図I–7（c）は、その様子を模式化して示している。

＊　＊　＊

筆者らの合成抗トロンビン剤の研究は、主として有機化学的な工夫に依存するものであったが、そのほとんどすべての化合物がアルギニンを主体とするものであり、この点、分子生物学的な要請と一致している。

ＴＡＭＥを手がかりに
——アルガトロバンに到る道——

実験室で用いられる試薬としてのＴＡＭＥの歴史は古く、すでに一九四〇年代には、トロンビンやプラスミンのようなタンパク分解酵素の活性の測定にはひろく用いられていた。このようにＴＡＭＥを血液凝固学に導入したのは、前記のソール・シェリー（プラスミン研究の有力者）であった。

このＴＡＭＥに、実は弱い抗トロンビン作用があるが、トロンビンによってＴＡＭＥが速やかに分解されてしまうために、抗トロンビン作用をみることは容易ではない。

図Ⅰ–8（Ａ）に示すように、ＴＡＭＥにはアルギニンのＮ側にはトシル基があり、Ｃ側にはメチル基がある。このメチル基がトロンビンによって分解されてしまうのである。

ところが、図Ⅰ–8（Ｂ）図のように、トシル基に酸素が一原子入っていると、トロンビンによって急に分解されにくくなるのである。

＊　＊　＊

同じアルギニンの関連物質なのに、トシル基のわずか（？）の変化でトロンビンに対する作用が大きく違ってしまう。

ある意味では、トロンビンの抑制物質になってしまうのである。

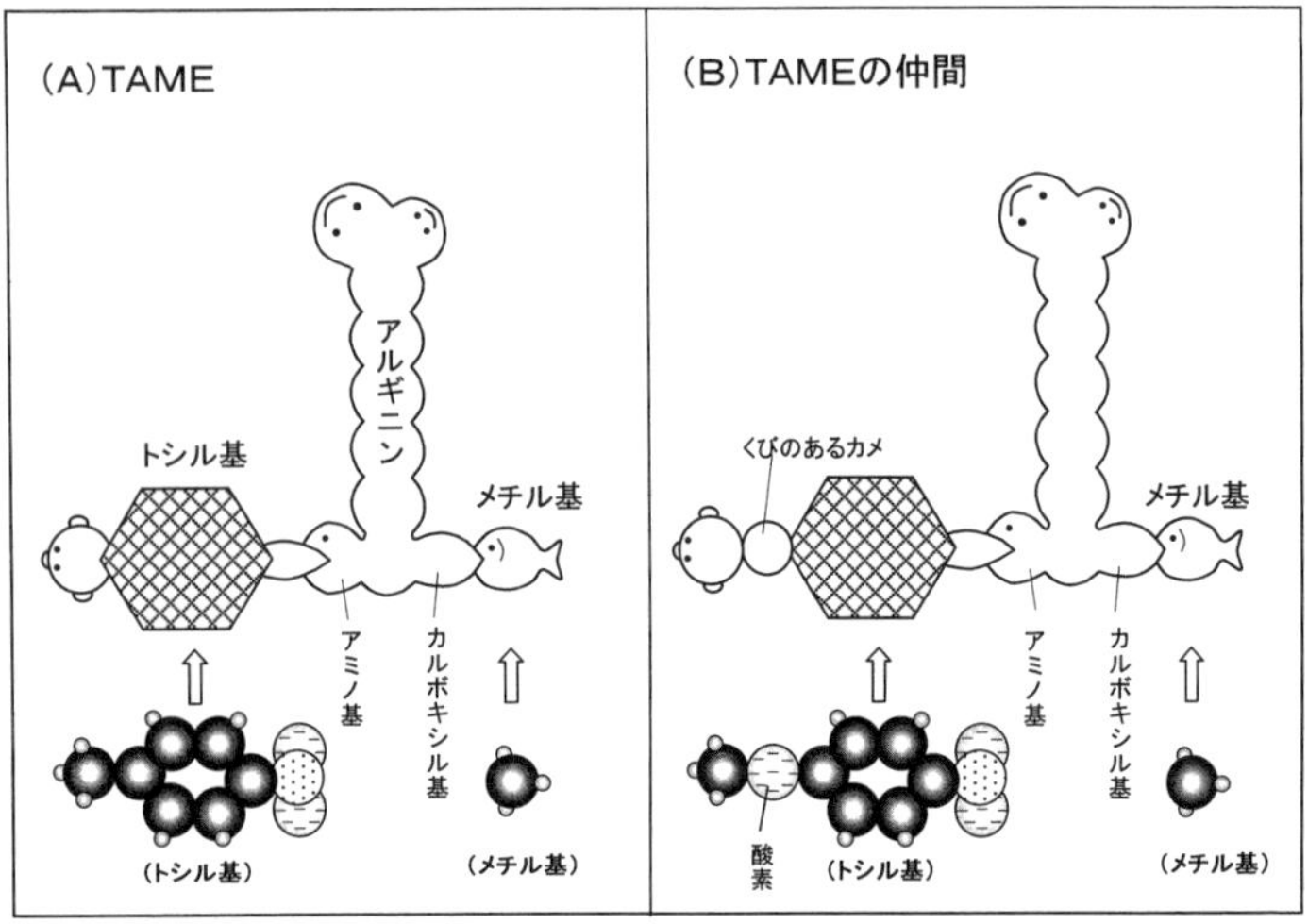

図Ⅰ-8　TAMEの仲間たち
(A) はトシルアルギニンメチルエステル (TAME)、(B) はその酸素化合物、弱いながら抗トロンビン作用をはっきりと認める。

実は酸素原子の入ったTAMEこそアルガトロバンの原型の、また原型と言えないこともない。

しかしこうしてTAMEから出発して、アルガトロバンに到る長い合成研究の旅がはじまったと表現することもできよう。

＊　＊　＊

一方、アルギニンのC末とN末にあるR_1、R_2を変化させてみる、という問題に取り組むことにもなってきた。その結果は図Ⅰ-9に示した。実に素晴らしい成績である。何とTAMEより出発して五〇〇倍のトロンビンの抑制作用を示す物質さえあらわれたのである。

京都で開催された血液学会でこの発表をしたときには、講堂いっぱいの聴衆は息を

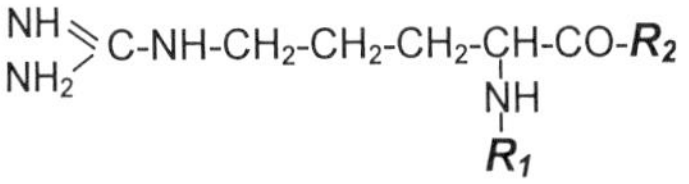

R_1	R_2	I_{50} (μM)
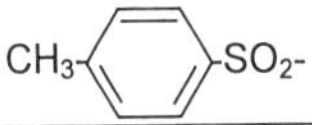	$-O-CH_3$	1,000
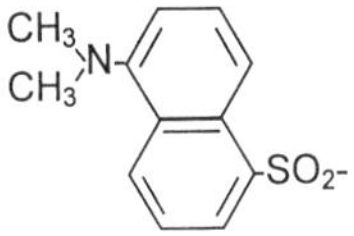	$-O-CH_3$	20
	$-O-CH_2-CH_3$	20
	$-O-CH_2-CH_2-CH_3$	2
	$-O-CH_2-CH_2-CH_2-CH_3$	2
	$-O-CH_2-CH_2-CH_2-CH_2-CH_3$	50
	$-NH-CH_2-CH_3$	100
	$-NH-CH_2-CH_2-CH_3$	5
	$-NH-CH_2-CH_2-CH_2-CH_2-CH_3$	3
	$-NH-CH_2-CH_2-CH_2-CH_3$	150

図Ⅰ-9　トロンビンインヒビター；アルギニンのC末（R_2）の置換
TAMEから出発して、アルガトロバンに到る長い旅が始まる。

のむようにして注目してくれた。筆者にとっても心強い反応であった。

No.805・アルガトロバン

前述のようにTAMEの潜在的な抗トロンビン作用の研究からスタートした筆者らの研究は、実に八〇〇を超す広義のアルギニン誘導体の合成を経て、八〇五番目にもっとも有望なアルガトロバンに到達した。アルガトロバンは開発段階においてかなり長い間OM805と呼ばれていた。この805という形での命名を主張したのは、この間の努力を高く評価したいという筆者の要望によるものであった。その構造は図I-10に示してある。

問題はアルガトロバンの構造が、トロンビンの分子モデルから示唆されたのか、あるいはアルガトロバンの構造から逆にトロンビンの活性中心の構造が細部にわたって示唆されたのか。そのどちらが正しいか、ということは非常に重大である。

現在、酵素の分子構造から、その阻害物質を探求しようとする試みがあるが、逆に阻害物質の構造から酵素の活性部位の中心構造が示唆されることがある。

デンマークのマグヌッソンは世界的なトロンビンの権威であったが、筆者の全くの個人的な招きに応じて、神戸の筆者宅にこられた。マグヌッソンも筆者もこの場合は、アルガトロバンの特徴がトロンビンの分子構造を細部にわたって示唆していると考えたほうが妥当だという結論に達した。

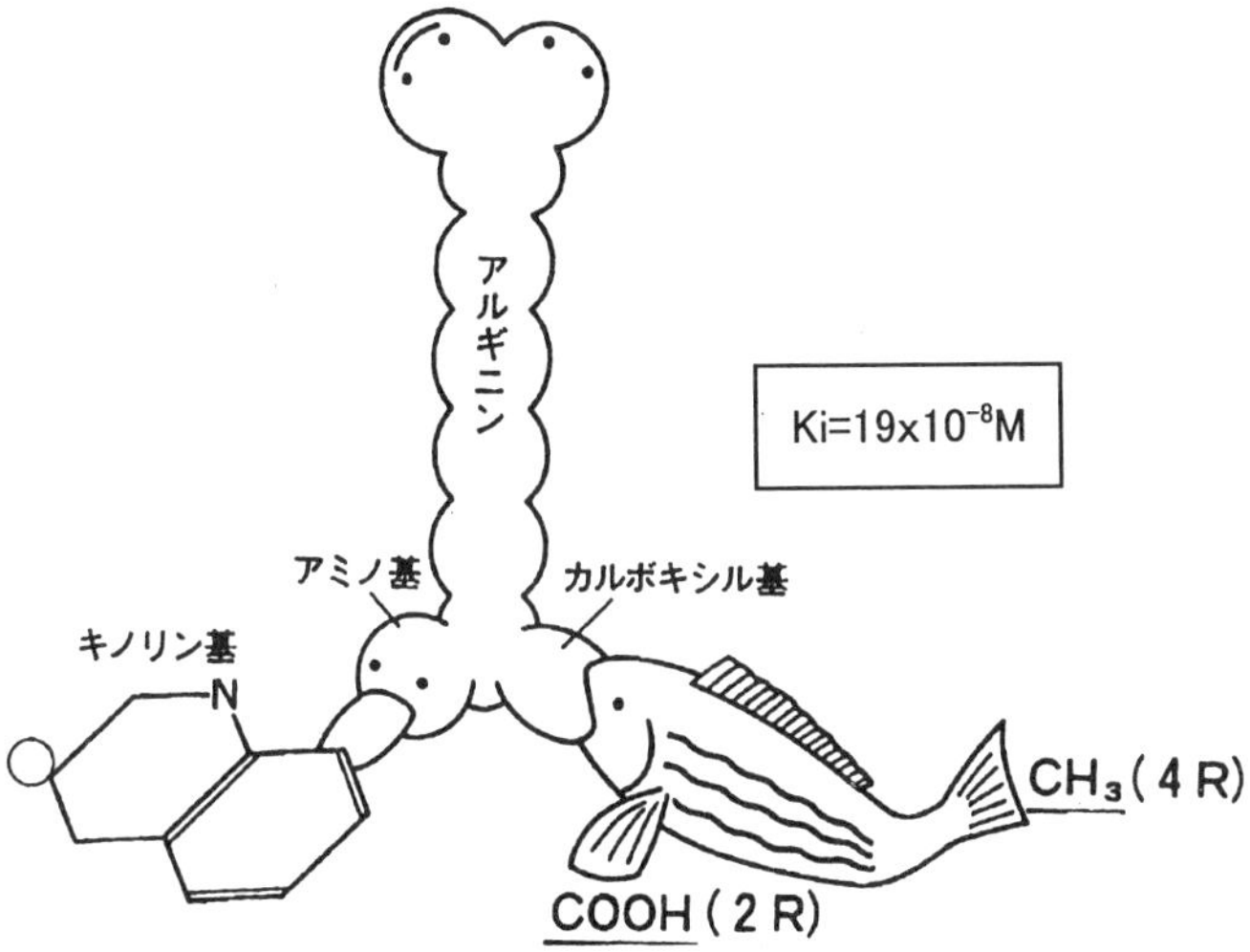

図Ⅰ-10　アルガトロバンの構造の模式図
もちろん本当はサカナではない。

もちろん創薬の研究者は、酵素の生化学的な分子構造にも十分に敬意を払わなければならない。しかし薬学的な事実が生化学者の理解よりも先に行くことがあり得るのだということに自信を持ってもよい場合も十分にあり得るのである。

すなわち分子生物学の進歩の最新の知見が有効な薬剤の構造を決めるのではない。反対に十分に強力な阻害物質の化学構造から酵素の分子構造の細部をうかがい知ることができるのである。その典型的な例はイプシロンやアルガトロバンの作用様式の研究にみられたと、筆者らはひそかに自負するのである。

血小板とアルガトロバン

二〇〇〇年は、アルガトロバンにとっても忙しいニュースが入った年であった。

すでに筆者らは、アルガトロバンと血小板とトロンビンの三者の相互作用について、かなり魅力的な、予備的な成績を持っていた。それは血小板一個に何千というトロンビン受容体がある、という研究であった。

サンフランシスコ医科大学でも、トロンビンと血小板の相関についてもみるべき大変興味深い成績があげられていた。

一方、筆者たちとは全く別に、淡路島洲本の県立病院院長・松尾武文らの非常に重要な成績が伝えられてきた。

松尾らが報告した事実は、ヘパリン投与患者で、ヘパリン抗体由来の血小板減少症に対して、アルガトロバンの投与がまさに適応である、という成績であった。

問題は米国でも起きていた。

米国のFDAによると、毎年一二〇万の患者がヘパリン投与をうけており、その三～一〇%の患者に血小板減少症が起きるということであり、アルガトロバンの使用が強く示唆された。

このFDAの積極的な反応に呼応して、米国フィラデルフィアの国際的な大手製薬会社、スミスクライン・ビーチャムが二〇〇〇年の一一月にアルガトロバンを市販すると共に、その教育に取り組むことを発表した。この辺りの情報については執筆者の一人、大津國幹のアルガトロバンの開発―海外編―にくわしい。

ところでアルガトロバンを巡る研究は、意外な多面的な発展を示しつつある。本書では諸著者の稿を熟読されることを期待する。

第4章 流行を超えて

研究テーマと流行

長く停滞していた分野に、突然ブーム的に研究の発展がみられることがある。閉ざされていた扉を開く鍵となる新事実の発見、研究速度を飛躍的に加速する技術の開発。斬新な理論の提起。多くの人々の心に展望が明るく開かれる。多くの研究者がこの分野に殺到する。

学会でそのテーマを扱う会場に人があふれる。討論が白熱化する。

こうした現象を医学研究の流行と呼ぼう。

だが、「流行」の意義は予想外に深い。

これは「医学におけるいわゆる流行について」と題して『生体の科学』という雑誌（一九七一年四月発行）に筆者が寄稿した論文の一部である。

「日本の科学研究は、流行に過度に集中する傾向がある」（一九三八年）、英国の生物学者であり、科学思想家でもあったバナールの指摘である。

二一世紀、IT革命、ゲノム創薬といわれる今日においても、日本のこの傾向は、なお続いているように思われる。

最近の調査によっても、米国の流行は速やかにはじまり速やかに終わるが、日本の流行はおくれてはじまり長く続く、という。（三菱化成生命科学研究所元所員　中村桂子による）

「流行研究をしていないとどうも不安でね」友人の生化学者S教授も率直に筆者に言った。

たしかにその流行のテーマについて追試していれば、またその周辺を研究していれば、講義などが楽になるはずである。聴いている学生も身近な話として受け取るはずである。また日本の医学全体からみても誰かが幾つかの流行を追っている必要性はある。

しかし、それが国際的な新薬を創るサイエンスとして役立つかどうかは大きな疑問である。

流行と特許

つまり、流行の研究は特許論争などできびしくプライオリティを論じられると、「生まれは外国」ということになってしまう。外国特許が日本の追試研究に優先してしまうのである。

たとえば東京医科歯科大学教授の島本多喜雄のような極端な見解も生まれてくる。

「日本の大学教授は、外務省から月給を貰うべきだ。彼らの本業は翻訳者だからだ」

この極論もある意味では日本における研究の大きな傾向をつかんでいるのではないかとすら考えられ

◉コラム5

流行研究が生き延びるために

外国で発生した「流行の研究」を日本でマスターすることは難しい。常に、一、二年先を流行の本家が歩いているからである。これに追いつき追い越すには、こちらはかなり大きな、しかも有能な研究者のグループでなければならない。このことは、「流行の研究」をテーマとすることはあまり得策ではない、ということである。

しかしこうした研究も技術提携した場合に会社にかなりの利便があると、長沢は言う。こうした場合、こちらに追試者がいれば、工場などの運転までの日時を大きく短縮でき、その節約できる経費もかなり高額になるという。すなわち「流行を追う研究」の費用も十分にペイできるという。

また研究発表の見掛けの立派さのかげにあるマイナスの問題点を知ることができる、とも言った。

た。

ともあれ、日本の研究者が流行追随型であれば、そして流行の発信地が米国であれば、日本の科学は「輸入型」の外来サイエンスということになる。このことは、後述するように知的所有権（ライセンス）が問題になるときには、「本当の知的所有権に由来する権利」は日本でなく、米国の特許になってしまう可能性が大きい。

「特許権を持たない日本の会社は生存し得ない」という事態が迫ってくるのである。

＊　＊　＊

さて、我々の問題は、流行を追うことではない。反対に新しい流行をつくることにある。そこに、新薬をつくる手段と方法も示されている。

つまり流行を追う研究では、独創性のある研究はおろか特許権を主張できる新薬を創ることすらできない、ということになる。

新薬発見への道

抗プラスミン剤開発時、長沢不二男（当時三菱化成研究所次長）は、日本の内外において、「既存の文献の少ないこと、あるいはほとんどないこと」をテーマ選択の第一の条件として示した。このことには、最初は実に「意外」に感じられたが、考え直してみると、大変賢明な選択であった。この長沢の

「流行のテーマはやりたくない」という指摘は、とくに会社の立場を考える時にまことに的を射たものであると言わざるを得ない。

この流行を追うことに対する警戒心は、私共の産学共同研究において、数十年も持続した。たとえば抗トロンビン剤、アルガトロバンの開発においても流行のテーマはおろか、同じ方向の研究があるかないか、について何度も討論した。現実には、国際的な組織である血栓止血学会および血栓止血委員会で、研究の重複を避ける注意が長年払われてきたのであった。[*5]

一方、新しい、独創的なテーマを検討する際、新薬の「基本構造」が早くから示されることが、化学者の協力を得る上にきわめて重要であると筆者は信じている。合成抗プラスミン剤の場合、硫黄化合物と、リジンがそれに当たり、合成抗トロンビン剤では、アルギニンがそれに当たる。

その化合物からどのようにして薬ができていくか、そのアイデアが示される必要がある。さらにスクリーニングの手段、進め方の「方法」も考えておきたい。

新しい分野なのでスクリーニングの方法を確立するために苦労した。安定した酵素系をつくるのに二年もかかった場合もあったのである。

ここで抗プラスミン剤開発の特徴を示した宮木高明の総説をコラム6で引用したい。

◉コラム6

新薬発見への道

抗プラスミン剤の研究には、二、三の特徴のあることを指摘してみたい。

まず、プラスミンなる酵素の生理、病理的意義に注目して、その制御を企てた着想を評価すべきであろう。炎症と線維素溶解の関係、溶連菌菌体毒素による線維素溶解の促進、手術などの侵襲による同じ促進、出血性素因としての線維素溶解の亢進などの記載からプラスミンの意義を洞察して、この酵素の制御が治療的な意味をもちうると考えたそれである。それは、抗酵素剤と呼んでいる今日の医薬の新しい一群をすでに予見したかのごとき着想である。

ついでこの着想にもとづいて、どのような試験方法をすべきか、いうなればスクリーニングの方法をいかにすべきか、その考案が新しくされたことである。この生化学的方法をとりきめ、それによってプラスミン系を特異的に制御する物質が選び出されたのである。しかし、そうした作用をもつ物質はどのような化学構造を目当てとすべきか、これは先例をみないだけにむずかしい。研究者らはチオールカルボン酸とアミノ酸とをこれに当てて、その系統的な合成を行ない、素材群をつくった。協同研究に参加した三菱化成の有機合成化学者たちの能力がすこぶる高く、これを円滑に進めたことも見逃してはなるまい。

宮木高明

（「抗プラスミン療法　一五年のあゆみ」一九六八）

産学共同のこれから

「産学共同研究は難しいか」という設問に対して、筆者ははっきりと答える。

「それは大変に難しい」

さらに付け加えたい。「日本の産学共同は、少なくともヨーロッパに較べて歴史が大変に浅い」

大学と企業の研究所を較べた時に、とにかく科学に対する基本理念が違う。だがこれからの話し合いにより、両者は歩み寄ることができる。筆者の場合、次のような基本的な協定を筆者と企業との間で結ぶことを常とした。すなわち、「企業と大学などで見解が異なる場合に、両者の合議合意により決定する。この申し合わせは紳士協定である」という協定である。

さらに多くの場合、企業側の了解を得ることは可能であった。

実際、しばしば、意見の激しい対立をきたすことがあった。しかし上記の紳士協定に基づき、日数をかけての合議合意により相互に紳士協定を守ることができた。そして筆者らの産学共同研究は五〇年以上もつづいた。

多くの場合、研究の発展の見通しが開けることが解決の条件であった。

当然のことながら、「人の上には人を創らず、人の下には人を創らず」の平等の精神が、共同研究の背後になければならない。

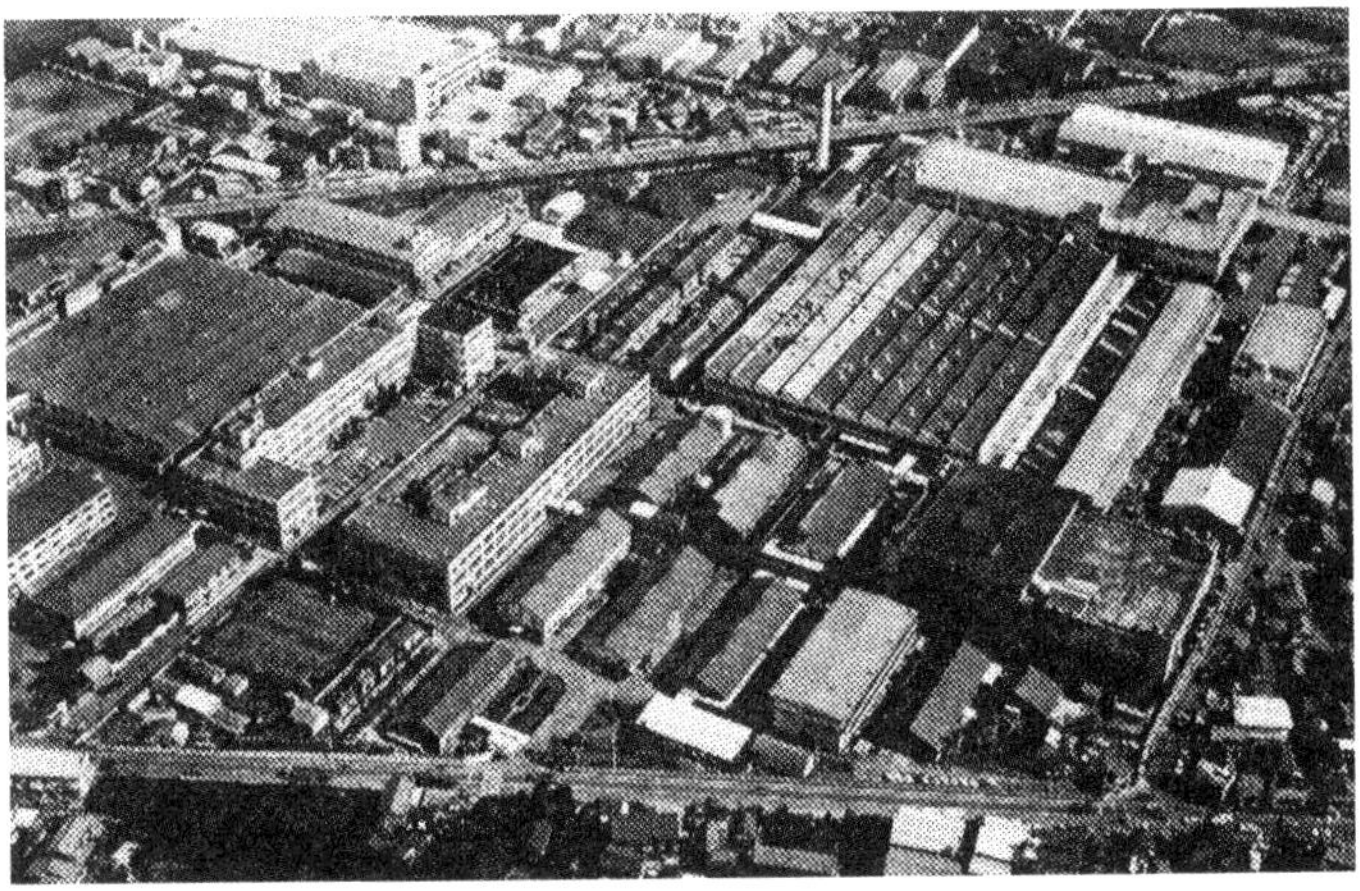

写真Ⅰ-1　溝の口の三菱化成研究所
抗プラスミン剤の研究は、溝の口の三菱化成研究所で1947年にスタートした。その後、第一製薬の協力を得て、イプシロンが1954年に、さらに強力な抗プラスミン剤、トランサミンが1965年に商業化された。

ともあれ、産学共同は、人間の綾なす魅力にはじまり、高い信頼に終わる。この結論を書きながらも、スイス、フランス、スェーデンなどの、学者と会社の素晴らしいチームワークが想起されるのである。

たとえば英国などでも、ペニシリンを発見していながら臨床での活用が産学共同の立ち遅れのために、著しく遅れた、ということについて強い自己批判を各方面で聴いた。しかしその後欧州では産学共同の関係にはかなり理想的な形がみられるようになった。たとえば、アスピリンの開発では一〇〇年を越す産学共同研究が行われ、一時はアスピリンによって出血が起こるとされた時点でも、アスピリンを血栓治療に役立てようとする方向が、産学両者で主張され今日に到っている。この場合には、ベルギーの血液学の有力な研究者が驚くほど厖大な症例を集めることに成功している。

新薬を創れない会社

新しい薬を、本当に有効有用な薬を、創ることのできない製薬会社には、「生存理由」がない、とすら言われている。

もちろん、この考え方には異論もあろう。しかし日本で二社か三社だけが、これからの競争に勝ち抜いて生き残る、という一般論があり、また某社の幹部の意見でもある。

「では貴方の会社は?」と聞くと、「うちは生き残れるかどうかの中間にある」とのことであった。

とくに、抗プラスミン剤開発時に、しばしば第三者の会社の訪問を受けて、開発途上の抗プラスミン剤をその会社でも商品化したい、という話があった。いろいろと話し合ってみると、この場合市場サイズは古くから研究をしてきた会社の、よくみて一〇~二〇%以下だという。

それでは実際の利益はきわめて僅少になってしまうということであった。

やはり、新薬を創れない会社には、存在理由がないのかもしれない。

では、新薬を創るには、どうすればよいのであろうか。この問題は大変に奥の深い理解を必要とする。

この一書の全頁を割いても十分ではない、といえるような大変な問題かもしれない。

先に述べた陸軍の研究所では終戦も間近になってから、創意工夫の必要性が強調された。斬新な提案

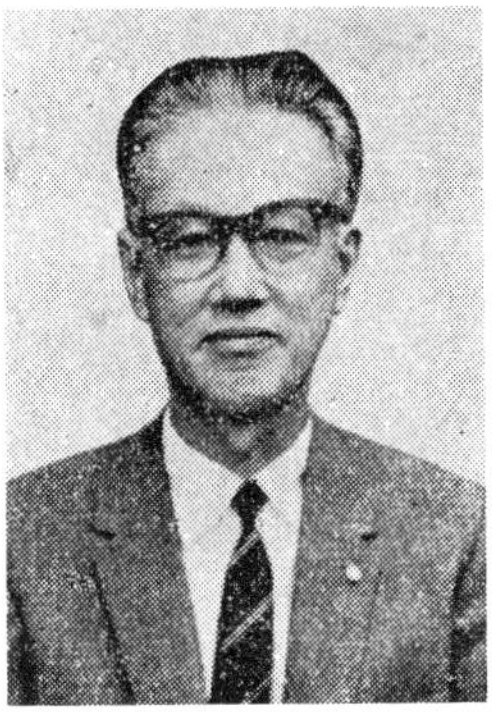

長沢不二男

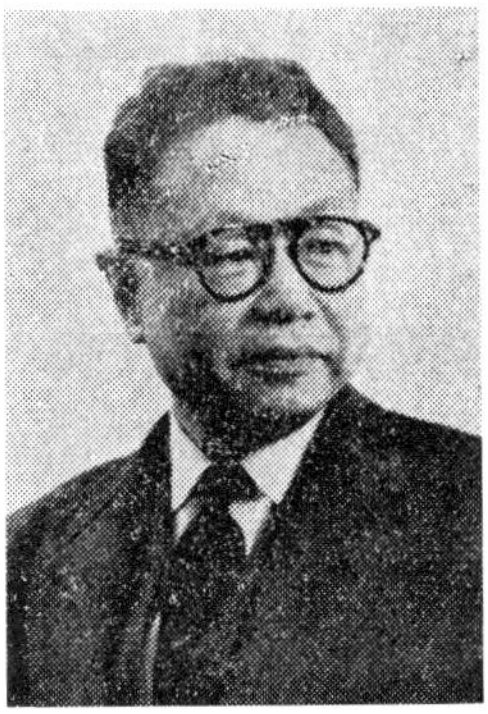

林　髞

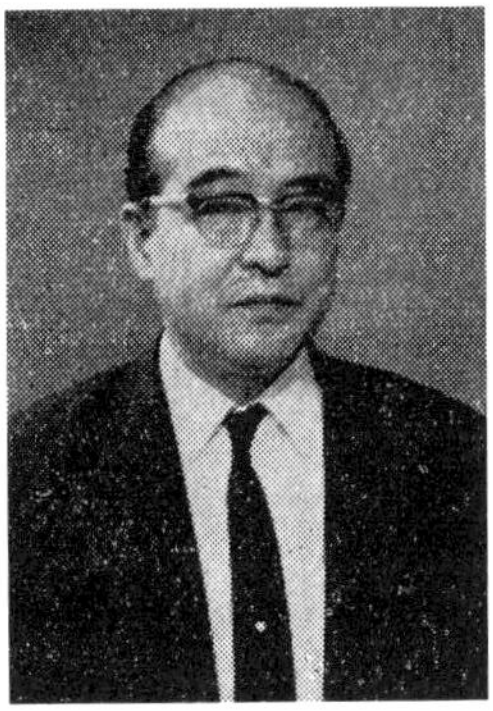

宮本高明

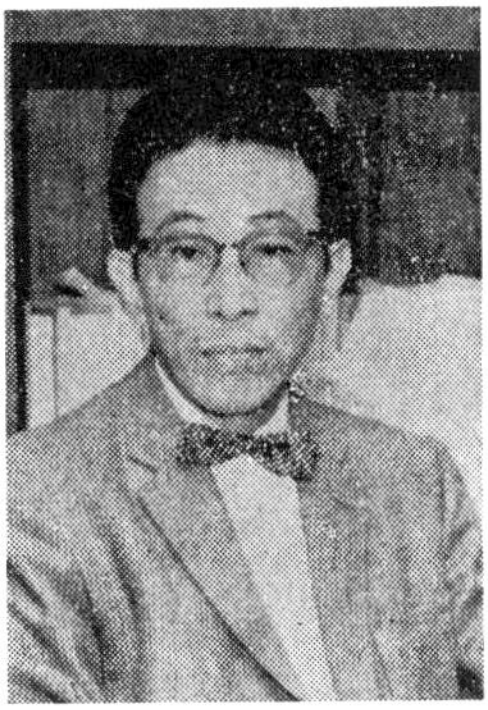

岡本彰祐

写真Ｉ-2　創薬プロジェクト草創期のメンバー

もあったが、斬新で「きわめて自然に」納得できるような、成熟した独創性はあまりなかったのかもしれない。ピエール・キュリーは「真理とはここにインキ壺があるというような自然さを持つ」と言ったが、創薬にかかわる独創性も同じことが言えるかもしれない。

◉コラム7
間抜けの研究

間ぬけの研究は、戦争末期の、ちょっと面白い話でもある。

一九四五年三月一〇日の空襲で、東京はほとんど焼野原となった。今は副都心の新宿にあった私共の第七陸軍技術研究所は、無傷のまま残った。

「米軍はよく知っている。成果の上がらない研究所は爆撃しない」と、私共は冗談を言いあった。

陸軍は戦争が拡大してから、基礎研究の立ち遅れを痛感した。各方面の大物学者を顧問に、われわれ、当時の若手学者を戦場から呼びもどし、この研究所を作ったのであった。

プロジェクト研究が次々に発足した。その一つが㋘(丸け)という暗号名のもので、陰では「間抜けの研究」と呼ばれていた。

㋘は熱線指向型ロケットと呼ぶべきだろうか。軍艦などの発する熱を、ロケットの頭についたレンズがとらえ、それを追いかけるというのである。つまりアイディアは、最新式ロケットと同じであった。

しかし精度がわるく、伊豆の初島近くの海上のたき火をねらったものが、熱海の旅館の温泉（やはり熱を発する）にとびこむ、という珍事を起こして、「間ぬけの研究」の名を高からしめた。

もちろんこの研究所は、間ぬけの研究ばかりをしていたわけではなかった。

すでに戦争末期の国民的大飢餓が進行していた。私共は、一般市民から寄宿舎の工員、さらに刑務所の受刑者の飢餓の進行までしらべた。

その結果、戦争があと一年つづけば、約六〇〇万の国民が餓死すると結論された。

この結論をもって、私は研究所の将官に会った。意外にも、この結論を「終戦促進」に役立たせることを約束してくれたのであった。

さらにこの研究所にもう一つの功績があった。それは幹部の秘められた意図であったが、多数の若手科学者を戦場から呼びもどし、戦後の教育と復興に、戦力として残したことであった。

（神戸新聞・一九八三年六月二十八日付）

第5章　知的所有権（特許）

特許とは何か

知的所有権あるいは特許については、再三、特許の専門家とも討論し、ワシントンの特許局も訪問して、またニューヨークの特許アトニー（弁理士）のB氏などから知り得たことについて、とくに米国特許を中心にふれておきたい。

特許の条件については、図I-11に示した。後述するように、ノーベル賞の基準と比較してみると、特許の基準もかなり高いが、特色の一つは、特許が意外性（unexpectability）を求めていることにあるように思える。この点がノーベル賞との大きな違いであると筆者は考える。「意外性」については説明を要する。たとえば、眼鏡のレンズをきれいにするくすりが、古い建物の外壁をきれいにするのに役立つとしても、これには意外性がない。

- 新しさ（Novelty）
- 意外性 (Unexpectability)
- 用途 (Usage)

（New Yorkの特許アトニー　B氏らによる）

図Ⅰ-11　米国特許の三条件

筆者らのイプシロンがビタミンBの溶液の保存に役立つ、という報告はあるが、この物質が止血作用を持つ、ということはまさに「意外性」を持つ発見である。この考えに基づいて、イプシロンは米国の特許を与えられている。なおイプシロンは、既知の物質に物質としての特許ではなしに、その使用法に特許が与えられた米国第一例の使用特許であった。

もちろん、新しい発見であることもきびしく要求される。類似の発見がすでにあるときには、発見を盗んだのではないかとすら疑われることもあり得る。実際、発明盗み（the stolen invention）という言葉すら、使われている。

日本生まれの国際特許を、日本の会社も十分に持たねば、外国の会社と対等の交渉すらできなくなるのである。

このことは外国での交渉に絶対に必要であった。とくにコストパフォーマンス（生産性）を重視するスウェーデンでは当然の前提条件となった。

◉コラム8
英国女王からの特許文書

一九六〇年に東京で開催された国際血液学会でのことである。抗プラスミン剤の臨床応用についての筆者の早朝の口演に、反応は皆無に等しかった。

しかし翌日の壁発表のポスターに、共同演者が小さなイタズラをした。送られてきたばかりの、ある英文文書をポスターに貼付したのである。すると、何と二二の欧米の製薬会社から問い合わせが殺到した。米国の超一流の数社からは、共同開発の申し込みすらあった。

その文章とは朱色の蠟で封印されて送られてきた英国女王名の特許文書であった。当時の我々としては、英国王室の威力に屈したかのような思いがしたことを今も覚えている。

コストパフォーマンス（生産性）

スウェーデンでは、夜の道で通行人に逢うと、ほっとする。急に人懐かしさを覚える……。

ストックホルムのような大都市でも、とくに夜は、ほとんど人がいない。それが実情である。

スウェーデンの国土の広さは日本とほぼ同じだ。しかし人口は兵庫県と同じで、数百万。

働く人を集めるのが大変だという。高度の社会保障も人集めのための宣伝の一つに使われている。労働力が貴重だから、コストパフォーマンスの良いくすりの開発などは絶好のフィールドだという。

一キログラムの鉄を原料として、どれほど価値の高い製品が作り出せるか。この尺度をコストパフォーマンスあるいは「生産性」ということができよう。

常に産業の原点において、生産性という尺度から企画のあり方を考えていく。このやり方がスウェーデンの製薬企業でよく強調された点であった。では生産性を高めるために、何が必要か。これに基本的に必要なものは「科学と技術」、それも国際的に高く評価されるような「優れた科学と技術」である。

もちろん、「新薬の研究」は、生産性を高める面からみても、この上もない好適な分野である。一キログラムの原料からどれだけ価値ある製品を作り出せるか。目の眩むような大きな数字がでてくる筈である。

ノーベル生理学・医学賞の基準

一九六〇年初期には、血栓症患者にストレプトキナーゼを投与する療法が、広く行われており、その副作用として出血が起きてくる、という大問題があった。前述のルンド大学のニルソンらはこの副作用に止血剤としてイプシロンを試みており、有望である、という結果を得ていた。以来四〇年、ニルソンらは抗プラスミン剤、イプシロンやトランサミンの臨床研究のヨーロッパにおける熱心なリーダーとな

- 理論的に新しいこと
- 研究の波頭に立つこと
- できれば人類の福祉に役立つこと

図Ｉ-12　ノーベル（生理学・医学）賞の基準

った。またその研究室でプラスミンの動物実験なども行うようになった。

こうした背景で筆者は同大学をしばしば訪れるようになり、大学院学生の研究も指導するようになった。一九六六年には同大学から名誉医学博士を授与された。驚いたことは同免状に大きくスウェーデン国王の名が記され、筆者の名が小さく書かれていたことであった。

ともあれ、スウェーデン人は、セレモニーや宴会を大変に好んだ。こうした会合での話題の焦点はノーベル賞に関する風評であった。

同国の有名な医学評論家・元カロリンスカ研究所所員のペル・ウデンによれば受賞の条件は図Ｉ-12のようになるという。

その条件の第一は、「理論的に新しいこと」、第二に「その理論によって引き起こされた波の波頭にたつこと」そして第三に「もしできれば人類の福祉に役立つこと」の三点であった。

さらに、スウェーデンの研究を優先させないことと、最終的にはストックホルムのカロリンスカ研究所の教授会の賛成を得ることが条件であった。

＊　＊　＊

ノーベル生理学・医学賞を受賞するのに最も重要なことは、「理論的に新しいこと」（theoretically new）である。

しかしその新しい理論は、多数の学者による追試が必要であり、またそれに耐えなければならず、この流行を指導しなければならず、とかなり厳しい条件といえよう。

つまり少なくともノーベル賞においては、流行を受け入れるのではなく、新しい流行を作ることが望まれるのである。

第三の条件、「人類の福祉に役立つ」という点については、従来軽視されていた傾向が反省され、一九六〇年代には、スウェーデンのゲートボリのＰＡＳ（抗結核剤）の研究が推薦されている。

以上、大変に難しい条件であるが、いわゆる特許、「知的所有権」の条件と比較してみると、類似点と相違点が明瞭になる。

ノーベル賞は、高度の常識の上に立ち、特許は利用面で常識をこえた場合にのみ成立するものと解される。特許にも、創造性が必要なのである。

企業研究者とノーベル賞

一九七〇年頃であったろうか。筆者の二人の知人が奇妙な文書を受け取った。ノーベル賞候補者に「岡本彰祐」の名が挙がっている、その推薦状を書けというのである。

なぜ右記のような文章が筆者の知人に届いたか、そのいきさつを筆者は後から知った。

フランスのパリ大学は一名のノーベル賞候補を推薦しようとしていた。慣例どおり、自大学の研究者から候補を絞っていき、二名の研究者が残った。しかし、そこからが大変だった。いずれを推す教授陣も譲らず、収拾がつかなくなっていった。その時一人の教授が発言した。視野を広く持とう、いっそことしは国外の研究者を推薦しよう。例えば……日本の岡本の抗プラスミン剤の研究はどうか、と。

（このいきさつは、その発言をした当の教授からずっと後になって聞いた。したがってこの記載は、正確ではないかもしれないが、事実からそう外れてもいないはずである）

フランスの大学から推薦状を受け取ったノーベル賞選考委員会は、筆者の知人に推薦状の作成を依頼した――ということであったらしい。

さて、ノーベル賞選考委員会から文書を受け取った二人の知人がどうしたか。そのうちの一人はなんと、悪質な悪戯だと思い込んで、書類を捨てたというのである。

筆者がこのエピソードをここに書いた理由はほかでもない。ノーベル賞であっても他人事と思い込む必要はない、ということである。

製薬会社に勤務する研究者が受賞の対象となった先例として、ホフマンロッシュ、バイエル、スミスクライン・ビーチャム等の研究者らがあげられよう。

これからの製薬会社の研究者はノーベル賞をも射程内の目標と考えてもよい。（少なくとも推薦され

ても悪質な悪戯などと考える必要は全くないということである)

◉コラム9

シベリア鉄道に乗ってでも

"Hi, Jin, is it possible for you to arrange a courtesy visit to Prof. Shosuke Okamoto at my next stay in Japan ?"

シカゴのロヨラ大学ファリード教授よりのEメールである。ファリード教授は米国、欧州を股に掛けて活躍する血液学の大立者。同じような依頼を以前にミシガン州立大学のハスウナ教授からも受けているので、こちらも慣れたものである。

「可能ですが、結構忙しいですよ。先生ご参加の学会場、浜松から神戸は結構遠いですから」

「迷惑じゃないかな?」

「岡本先生は遠来のお客様を大切にされますから、喜ばれますよ」

Tenure(終身教授権)をお持ちの、日本で言えば医学部長格の教授が気のせいか緊張した口調であった。

うららかな五月晴れのある日、明石海峡大橋を見下ろす純日本風の岡本邸にご案内。ファリード先生は緊張でこの季節なのに額に汗。内心にやにやしながら、岡本先生のドスの利いた英語と、歌子先生のにこやかな笑顔、あこがれのスターの前に立った高校生という風の大教授を対比させて観察。そう言えばミシガン州立大のハスウナ教授の時も同じ感じだったなどと不謹慎な感想。

「何もないですが、これを記念にお持ち帰りください」。会談の最後に岡本教授が居間に飾ってある能面を取りはずし、差し出すと、大男のファリード先生が押し頂く、なるほど構えずにこういうことができるのが万人に感動を与えるのか、と妙に感心、帰路、「あの岡本教授の自宅に連れていってくれてありがとう」と大いに感謝され、なるほどこれがうわさに聞く世界の血液学者の岡本詣でかと改めて感じ入った一日であった。

時は移り二〇〇一年七月のパリ、二一世紀最初の国際血栓止血学会のシンポジウム会場である。岡本教授が手塩に掛けた、彼にとって三番目の新薬アルガトロバン（商品名：ノバスタン、スロンノン）の国際お披露目とも言うべき会で、オーガナイザーはファリード教授。

「シベリア鉄道を使ってでも行く」、というのも、近頃岡本教授は長年の喫煙のためか肺気腫気味で機内の薄い空気が耐えられない。スエズ経由の船か、鉄道で行くのだと頑張っておられたが、さすがに諦められた。満員盛況の会場に岡本教授夫妻が大写しとなり、イプシロン、トランサミンという止血剤の開発で医療に貢献し、今度はそれらとは逆に凝固を止める薬剤のアルガトロバンを開発された夫妻の偉業を、世界中の専門家が拍手で讃えたのであった。

生駒英信、塩村 仁

＊1――溝の口は東京の渋谷駅から私鉄の多摩川電車（現在の東急田園都市線）に乗って数十分の終点の駅で、神奈川県川崎市溝の口の軍需工場の研究所跡に三菱化成研究所は移転した。研究所の写真参照。

＊2――長沢不二男　東京大学医学部薬学科卒、陸軍第六研究所を経て、三菱化成研究所次長等を歴任、独創的な発想で高く評価された。

＊3――当時、プロジェクトという言葉は一般的ではなかったが、今までの概念にとらわれないように、という意味もあって、アメリカ流のプロジェクト（計画）という名前がこの組織に与えられた。直接には、ミシガン大学の原子力平和利用のための不死鳥計画（Phoenix Project）の組織にならったものである。

＊4――ストレプトキナーゼ（ＳＫ）は、人体に投与した時、プラスミンの増加をきたし、フィブリンを分解する。従って、血栓の除去に役立つという見通しのもとに、一九六〇年前後にはかなり強引なＳＫ療法が行われた。とくに超大量のＳＫが使用された。その理由は血液中のプラスミノーゲンをすべてプラスミンとし、かつさらに与えたＳＫが血栓の局所に作用するというような考えに基づいたものであった。結果的にはきわめて初期の血栓（発症後一二時間以内）に有効であると一応総括されている。しかし実際にこの療法を行った欧米の医師たちは血栓症患者にほとんど全身的な皮下出血が起こることに悩まされ、「あれ程いやな療法はない」と直接筆者に訴えたような状態であった。たまたまこの時期に筆者らの抗プラスミン剤が欧米に知られるようになり、強引なＳＫ療法を行った人がかえって逆に抗プラスミン療法を容易に受け入れたのである。

＊5――この委員会は選挙制で、一二カ国以上の代表、二四名から成立していた。無用なテーマの重複と混乱を避けることをその仕事とした。そしてこれは二〇年以上も継続し、情報の伝達に大いに力を発揮した。小委員会の議長は筆者、副議長はスウェーデンのカロリンスカ研究所のマーガレッタ・ブロンベックであった。

第II部

創薬と育薬の心

——抗プラスミン剤は教える

神原秋男

はじめに

創薬研究の方法と技術は、ここ一〇年足らずの間に、急激な進歩と変化を遂げている。探索対象も海洋生物やバイオからゲノムへと広がり、ゲノム創薬全盛の時代となってきた。コンビナトリアルケミストリー[*1]や、ハイスループットスクリーニング（ＨＴＳ）[*2]による効率化と共にヒト組織の使用が日本においても具体化してきた。

臨床的な薬効評価法は、倫理面を盛り込んだ新ＧＣＰ[*3]により革新が図られ、新ＧＣＰを定着させるための多大なエネルギーが投入されている。さらに、新薬承認に関する規制の国際的な統合を目指したＩＣＨ[*4]が継続的に開催され、新薬承認システムの大幅な改革がなされつつある。薬の世界が一つになるための破壊と創造の序曲が始まっている。

抗プラスミン剤が探索・研究された五〇年前に比べて、創薬のアプローチ法は、大きく変遷している（当時は、ここに掲げた創薬とか育薬という言葉すらなかった時代である）。

創薬と育薬の方法が進歩・発展・変革した今日、抗プラスミン剤をベースとして、現・未来の創薬と育薬に関わる課題を論ずるには、余りに古すぎて適切でないかも知れない。しかし、創薬の技術論や方法論を語るのではなく、創薬と育薬の中に流れる底流～心～を語ることは、次の点で価値あるものと思われる。

抗プラスミン剤は

　ライフサイクルが短いとされる新薬の中で

　　長い研究応用経歴をもち、

今日では標準的治療薬として汎用され、

　　世界の医療に貢献している

日本人を中心に創薬と育薬がなされた

とは言え、抗プラスミン療法をめぐる研究の歴史は、今から考えれば、コロンブスの卵的解明の積み上げであった側面も少なくないが、それらの事実――経験――を、今日的な創薬と育薬の課題に結び付けながら記したい。

ここで述べる、「創薬と育薬の心」は、抗プラスミン剤についての長い経験の中から編み出されたものに限局しており、一般論ではないことを最初にお断りしておく。

第1章

薬の働きとその捉え方

生体に働く、または作用する物質は無限にある。

言葉を変えれば、すべての物質が生体に何らかの働きをもっている。

そして、その中のきわめて少数の物質のみが薬として認定される。

薬として認定されるための作業（研究）とプロセスを包含して「創薬」とされる。

創薬研究には、作用物質の有効性と安全性を立証する自然科学的研究の側面と、行政的に一定の基準を満たしているか否かを認定する（評価基準と言うべきか）社会科学的評価の側面がある。

作用物質はこうした二つの角度からの検証を得て薬となる。

二つの篩いの中から、生まれてきた新薬の背後には、それぞれに想像を絶するような苦闘の研究史が秘められている。

一方、生体に対する薬の働きは繊細であり微妙である。それをたくみに薬物反応として把握し、冷静に評価する、薬と病体、それぞれがもつ働きの結合の中から現れるサインを的確に捉えるのが臨床研究であり、治験である。それを規制するGCPは単なる治験上の取り決めであり、治験は薬効反応の検出と評価が本質であることを忘れてはならない。

抗プラスミン剤の創薬と育薬の過程で繰り広げられた歴史の一端を紐解き、創薬と育薬に関わる今日的な糧を探ってみよう。

無からの探索活動とその支え

最近、画期的新薬を「ピカ新」、誘導体的新薬（類似新薬）を「ゾロ新」という言葉が汎用されている。厳密な定義は定かではないが、新薬の薬価決定の時、類似新薬は三番目までの新薬を優遇するという薬価算定法が編み出されてから、関係者の汎用語になってきた。「ゾロ新」という表現は、新薬を余りに軽微に扱った表現であり、専門家には好まれていないが、一面では新薬の登場経緯を的確に捉えていることも事実である。

ここで、画期的新薬の備えるべき条件について整理しておきたい。

従来の薬や治療法と比較して

1　有効性・安全性が顕著に優れている。
2　用法・用量が著しく改善・簡易化されている。
3　物質的（化学構造上）に新規である。
4　作用機序が新規である。

などが上げられる。

このうち、1または2は必須条件であり、3と4は十分条件であろう。あるいは、3と4は、1と2を満たすための結果的な与件ということができよう。独創的新薬という言葉は、発見の経緯を語るもので3と4にウエイトがあり、臨床的に1を具備するかどうかで、その価値は異なってくる。

創薬研究の立場からみると、画期的新薬と類似新薬では、まったく異質の展開となる。

画期的新薬探索は、目的とする薬のコンセプトが抽象的にならざるを得ず、実験方法についても、試行錯誤を繰り返すこととなり、途中段階での方向転換もしばしば起こりうる。類似新薬に比し情報量が圧倒的に少なく、一つの実験結果により、初期のコンセプトを変更せざるを得ない場合もあり、その道筋は険しいといえる。

一方、類似新薬の場合は、先発薬の特性と欠陥を把握することができ、研究指標が明確・具体的になり、先発薬との相対的有用性を追求することで目標を達成することができる。研究方法についても先発薬によって道筋がかなり明らかになっている。すなわち、類似新薬の場合は、すでに先発薬で試みられた方法、またはその改良法を用いて検定することが可能である。さらに先発薬を標準物質として相対的な力価を明示、比較することもできる。(また同一の試験者が、同一の条件で試験を行うことができるため、両者の相対力価がかなり信憑性の高いものとなるというメリットがある)

一九四七年に岡本彰祐らの研究グループは、次のような研究指標を決めた。

◉国際的な水準を超える新しい薬の開発であること
◉ほかの学者によって荒されていない未開の領野であること
◉できれば病気の治療に役立つ薬を開発すること

そこには、目標は高く定め、正しい方法論で迫ろうとする若い研究者の強い姿勢をみることができる。これらの指標を具現化するために取り上げられたテーマが「抗プラスミン剤」の研究であった。抗プラスミン剤の研究開発プロセスは、作用物質の合成・探索、作用強度の検定など、すべてが新しいアプローチであったほかに、二つの新規性(画期性)をもっていた。

一つは、タンパク分解酵素、プラスミンが単一純品酵素として分離精製されていない段階において拮抗剤を探索するという大胆な研究であった。今日の新薬の大半は、いわゆる酵素系の阻害や活性化、あるいは受容体に作用する薬であるが、当時のタンパク質化学の研究は初期の導入段階であり、酵素拮抗剤を探しだす理論も手法もない時代であった。一九四〇年代後半の、機器設備の貧弱な頃の、研究室の仕事としては、想像し難いものがある。

もう一つの新規性は、プラスミンの生理的機能の解明が十分でなく、ましてや、ヒトの病態生理的な役割の研究が、ほとんど皆無といえる段階における臨床応用研究であったということである。しかもプラスミン系の測定法は複雑で、精度も高くない時代に、抗プラスミン剤の臨床応用の可能性を模索したのであるから、今日的にみれば、かなり果敢な開発作戦だったというべきであろう。

急死したヒトの血液は固まらない、術後に血液の固まらないことがある、術後に時々ウージングといわれる出血症状がある、月経血は固まらない、タンパク分解酵素の抑制により抗炎症作用が期待されるなど、わずかな事象の報告が臨床応用研究の砦であった。

もちろん、抗ヒスタミン剤や抗コリン剤にみられるとおり、生理作用の全貌が解明されて、初めて拮抗剤や亢進剤が開発されるわけではないことを歴史の教科書は教えていた。しかし、ハイポセシスの塊の中への挑戦がプラスミンおよび抗プラスミン剤の研究であった。この研究開発過程は、この世にまったく存在しないメカニズムの薬――独創的・画期的新薬――を創製するために課せられた当然の壁であり宿命であった。

一方、創薬のプロセスには、常にゴーまたはストップの意思決定という課題がある。研究とは、一般にこのような与件の中で行われているものであるが、創薬という具体的・企業的な目標をもつ研究では、ゴー・ストップの判断基準は厳しい。研究開発の成功確率、医療貢献度、需要予測など創薬研究を取り巻く条件は厳格である。抗プラスミン剤の研究過程において、この問題も通常の新薬開発以上に深刻な課題であった。

この課題に、毅然と立ち向かったのは岡本彰祐である。岡本はプラスミンの病態生理学的な役割を、会う人ごとに情熱をもって説得した。相手が研究者であれ、一般家庭人であれ、「プラスミン」という言葉の入らない岡本の会話はなかったのではないだろうか（岡本先生がプラスミンという単語を一日平均、何回話すのかを計数器で数えてみたいものだ）。相手が横をむいていても、ひたすらに、仮想新薬の意義と夢を語れる熱意がない人には、独創的新薬を探索・研究することも、開発することもできないだろう。

さらに岡本は、五〇年前に、学問研究におけるインターディシプリナリーな研究の重要性を指摘し、自らあらゆるジャンルの専門家との討議を積み重ね、それをプラスミン研究の糧とした。一人の基礎生理学者が、専門領域、専門科、大学、企業の壁を越えて、各般の研究者や管理者との忌憚のない検討・討論と共同研究を遂行された中に、インターディシプリナリーの真髄をみることができる。

画期的な新薬を創製する際には、そのセオリーが広く容認されていないために、学問的な問題のみならず、経済的・社会的側面を含めて、すべてのプロセスで多種多様な障害が発生する。創薬研究にはこの障害の一つ一つを的確に踏破してゆく、信念をもった強いリーダーが必須である。創薬の成否は単なる作用物質が具備した特性のみによるのではなく、プロジェクトリーダーの素養と熱意に、大きく依存していることを銘記したい。

無から有を創り出す研究の成果として生まれた抗プラスミン剤は、このような信念と説得力をもつリーダーを得て、初めて創薬・育薬されたものである。

註：筆者は創薬について、類似新薬開発の軽視あるいは否定の立場をとるものではない。むしろ、類似新薬は、それぞれが改良を加えられながら医療の質を高めてきた実績を重視すべきである。それらの中から、最適の薬が選出されてくる。血圧降下剤、抗生物質、ニューキノロン剤などの発展の経緯は、如実にそれを物語っている。今日の医療経済学的角度からの類似新薬軽視策は医療の進歩を阻害こそすれ、発展にはつながらないと思う。（詳しくは、国際医薬品情報662号、99・1参照）

作用物質の力

新薬開発に莫大な研究開発経費と要員が投入されても、あるいは開発努力が払われても、作用物質に十分な力がなければ、その努力は、学術研究の成果としての意味はあっても、創薬という観点からは徒労に終わることとなる。また研究の成果の評価については、産と学の間には大きな違いがあることも事実である。

「薬に成りうるかどうか」という作用物質の力を見極める方法やノウハウはない。薬の効力は作用力と作用点における濃度により支配されるが、この至適度を検定する方法も確立されていない。微妙に制御されている生体また微妙に乱されている病体に対する薬（異物）の働きかけを見極めなければならない。このため、普通の創薬過程においては、リード化合物をつくり、一定の作用指標（有効性・安全性……）への到達度合いにより、ヒト試験への移行をきめている。

抗プラスミン剤イプシロンも、多数のSH化合物、ω・アミノ酸などの合成誘導体の中からこうした過程を経て選定された。イプシロンの臨床研究中に、プラスミンの病態生理学的な仮説や理論から考えて、有効適切と推定された病態に投薬しても、十分な効果が検出できない疾患や、有効性について臨床研究者間で結論が相反する事態が起きた。

イプシロンが一定の薬効を示さない理由としては、次のようなことが推察された。

1　病態の原因に対するプラスミン仮説は成立しない。病態は別のメカニズムに拠るものである。

——抗プラスミン剤の適応否定

2　治験薬は阻害力が弱く病態に影響しない。

3　治験薬はヒト生体のプラスミンを阻害しない。
　　　　　　　　　　　　　——抗プラスミン作用が弱い
　　　　　　　　　　　　　——イプシロンの否定

4　ヒトにおけるＡＤＭＥ[*5]が良くない
　　　　　　　　　　　　　——イプシロンの否定

この種の問題は、独創的新薬の研究プロセスでは、しばしば遭遇する課題である。一般に、研究者以外の関係者は、無駄な資源投入による深傷を負わないために、否定論をとり、研究の早期収束を考える。一方、研究の当事者は、ポジティブデータをベースに、さらなる展開を期待するものである。

イプシロンの場合、当時の臨床薬効評価の水準が低い影響もあり議論を重ねながらも、生体内で作用物質の力が弱いために、十分な薬効が出ないという2の結論に至るまでに数年を要した。

探究心旺盛な若手臨床研究者が、執拗にプラスミン系酵素の変動を追求しながら、イプシロンの用量を増やしてゆき、ついに一日一〇〜一五グラムの投与により、的確な期待薬効をあげうることを証明したのである。匙加減という言葉があるが、病態酵素の反応系を制御するには拮抗作用の力（強さ）に応じた十分量の薬物がなければ、臨床効果（薬理作用）を示さないという薬理学のイロハを実証した。ところで、この投与量は、抗結核薬のパス並みの用量で、学術的なプラスミン学説の証明にはなっても、薬としての実用性はかなり低いという問題点に遭遇した。

イプシロンの臨床応用研究と並行して、抗プラスミン作用がさらに強い物質の探索研究が進められていた。岡本の酵素反応模式に基づきω・アミノカプロン酸誘導体の合成とスクリーニングが行われ、イプシロンより強い抗プラスミン作用をもつアムチャ（アミノメチル・シクロヘキサンカルボン酸）が発見された。アムチャの抗プラスミン作用は、イプシロンに比し約五倍の強さをもっていた。イプシロンの大量投与に躊躇していた臨床研究医は早速アムチャの臨床応用に乗り出した。ごく限られた施設での研究にも拘らず、治験用アムチャの生産が間に合わないという事態も生じた。そしてアムチャは、基礎・臨床ともに、イプシロンより強い抗プラスミン作用と同等の安全性をもつことが証明され、製造承認申請寸前まで研究が進められた。

同じ時期に、第一製薬の研究グループは、アムチャの化学構造式から、立体異性体の存在を予見し、シス型とトランス型の分離研究を進めていた。両者の分離に成功し、同じ化学構造式をもつ二つの物質の抗プラスミン作用が調べられた。その結果は驚異的であった。イプシロンの抗プラスミン作用を一とするとアムチャは五倍、トランス型アムチャは一〇倍以上、シス型アムチャはほとんど抗プラスミン作用をもたないことが発見された。一九六五年にトランス・アムチャ（ｔ・ＡＭＣＨＡ）は商品名、トランサミンとして発売された。

抗プラスミン作用の強いトランサミンが見出されなければ、抗プラスミン療法は今日ほど普及・定着はしなかったであろう。イプシロンに始まった抗プラスミン療法は、紆余曲折を経ながらも、作用物質の力の強化により、トランサミンで完成されたのである。

今日の分子薬理学からすれば、当然のこととはいえ、酵素反応系が立体的な化学構造分子を明確に識別する繊細さに驚愕される。さまざまな新治療法の確立の経緯にみられると同じように、抗プラスミン療法もまた多くの屈折点を経てきたといえる。

同時進展——薬の作用と病因の解明

画期的新薬を創製しようとする場合、スクリーニングの方法をどのように設定するかの課題がある。抗プラスミン剤というカテゴリーのない時代、つまりプラスミンも精製されておらず、基質（フィブリノーゲンやフィブリン）も純化されていない時代の抗プラスミン作用のスクリーニングは、試行錯誤の連続であった。抗プラスミン剤の創薬研究においてもスクリーニング系の確立そのものが、創薬研究の原点となっていたといえる。

画期的新薬の創製研究にはリード化合物の選定も重要ではあるが、それに勝るとも劣らないのがスクリーニングシステムの構築であろう。スクリーニング法は、ヒトの病態に対する活性度を代替表示するものでなければならないし、客観性と再現性および簡易性を具備していなければ創薬研究の手段としては採用できない。また、一般の新薬の研究開発においては、動物における主薬理作用の研究（たとえば血圧降下作用の研究）により、臨床応用疾患や標的病態がとり決められる。

プラスミン阻害作用に関する試験の繰り返しの中からイプシロンは選び出された。しかし、プラスミンの亢進が病因である病気が判明していない時点における、一定の仮説に基づいた臨床応用疾患の選定は容易ではない。科学性と倫理性の二点からの厳しい監視も必要となる。画期的新薬開発に付きまとう一つの課題である。

抗プラスミン剤の臨床開発は、まさにこの状態の中で行われた。試験管内における抗プラスミン作用は明確である。従って、高プラスミン状態を伴う病状や病態に対しては、何らかの影響（エフェクト）があろうという推定のもとでの臨床研究とならざるを得ない。しかも、プラスミン測定の方法も確立しておらず精度も低い時代で、病状と血中プラスミン濃度との相関性研究は遅々として進まなかった。さらに、抗プラスミン剤の薬物動態研究も不十分であった。抗プラスミン剤・イプシロンやトランサミンはアミノ酸の一種であり、生体内動態の測定が容易ではなく、今日的な精密な薬物動態の解明は困難であった。

臨床応用研究が進められる中で岡本歌子グループは一つの光明を見出した。

「抗プラスミン剤が効いた病態は高プラスミン状態であろう」という一種の仮説的テーゼの設定である。この仮説的テーゼにより、抗プラスミン剤が効いた病態や症例はプラスミン測定研究の宝庫となった。測定精度が高くないとはいえ、標的が明確に限定されれば、それを究める方法も研究者の意気込みも変わってくる。これらの経験を重ねながら、プラスミン測定法にも多くの改良が加えられていった。

プラスミンの測定方法については、基本的な面で、学術的論争が長い間展開されてきた。タンパク分解酵素であるプラスミンを測定するために、より生理的・病理的な状態におけるプラスミン活性を検出するには、ヒト血液やヒトフィブリノーゲンを用いたフィブリン基質でみるべきとする立場と、測定方法が簡易な合成基質やカゼインを用いて代替させようとする立場である。この論争は学会を二分するほどの激しいものであったが、一面では日本のプラスミン研究を活性化させた大きな効用があったといえよう。(プラスミン測定法の中には、抗プラスミン剤イプシロンの溶解阻止濃度そのものでプラスミン活性をみようとする、まったく逆の考え方の方法も発表されて興味深い)

プラスミン測定法の進歩は病態生理学的研究の大きな進展をもたらした。各種病態の血中プラスミン系の詳細な研究と同時に病態局所におけるプラスミン系の異常を証明し、イプシロンの高用量投与が有効であることを実証した。

病気を治す薬が、病気の本態を明らかにするという、奇妙でかつ自然な原理のあることを独創的新薬開発では忘れてはならない。薬の働きの理論と病因を解明するという二つの、相互の「もたれ合い研究」の関係は、プラスミンおよび抗プラスミン剤研究の飛躍的な進歩につながる重要な要因となった。この世に存在しない新しいカテゴリー、新しいメカニズムの薬を開発するには、薬と病気の両面から相互に攻略を試みる、緻密でねばり強いアプローチが要求される。

抗プラスミン剤の臨床開発経緯から考察すると、今日的な臨床開発の第Ⅰ相から第Ⅳ相にいたるステージ別の理論的な新薬開発方式は、過去の医薬品の改良型の新薬開発には適しているが、画期的な新薬開発には不向きな側面を持ち合わせている。すなわち、第Ⅰ相試験・第Ⅱ相試験……という、段階的で、かなり硬直化した臨床開発の方式は、新規な薬剤開発を行う上では、時として阻害要因になる可能性もあることを留意しておきたい。

抗プラスミン療法が成立・定着したのは臨床研究の初期段階、今日的に表現すれば、前期第Ⅱ相試験を長期にわたり緻密に繰り返した中から生まれてきたといえる。独創的新薬における前期第Ⅱ相試験は薬に成るか否かの剣ケ峰となる重要性をもっている。

シンプル・アクション

薬の働きは生体と作用物質との関わりの中から生じるために、生体の反応結果は一様ではない。生体側は複雑な仕組みになっている。生体にとって、薬は異物であるために、吸収・分布・代謝・排泄（ＡＤＭＥ）という関門により、作用点の濃度がコントロールされる。ＡＤＭＥには個のバラツキがあり、同じ量を与えても作用点の濃度は異なり、反応結果も異なってくる。さらに、最近では薬物代謝酵素の相異やレセプターの量により、生体反応が大きく影響を受けることが明らかにされてきた。近年、この角度から個の薬物療法（テーラーメイドまたはオーダーメイド療法医療といわれる、個別至適化した薬物治療）を確立するための研究が盛んに進められている。

作用物質の面からみると、化合物の作用のほかに濃度（量）の影響も大きな要素となる。一般的には薬の作用力と薬の濃度に支配された結果として薬の働きが現れるという仮定のもとに、薬の投与量や投与間隔は設定されている。

その上、薬の働きも多様である。その働きが主薬理、一般薬理、毒性などと分類表現される所以である。主薬理作用一つをとってみても、単一ではなく、複雑な場合が多い。複数の働きをもつ薬をマルチプル・アクションとしている。この場合、主作用は一つであるが、結果的にいくつかの作用効果を示す例と、薬自体が複数の主作用を持ち合わせている例の二つのタイプがある。後者は、マルチプル・アクションという捉え方より、むしろ薬として純化されていないと見る方が正しかろう。新薬探索プロセスで、候補化合物が多くの作用をもつとき、これをあたかも新薬の特長とみなして、選択される場合が少なくない。生体の仕組みは複雑ではあるが、究極には単一作用の統合体であるという視点からみると、この考え方は探索評価の王道とはいえないだろう。もちろん、病態自体の生理科学的解明が不十分なために、その時点においてはマルチプル・アクションと説明せざるを得ないが、後に単一作用であることが証明される場合もあり、注意を要する。

イプシロンとトランサミンは、抗プラスミン作用以外の作用がまったくない、シンプル・アクションの代表的化合物といえる。このことが不透明な抗プラスミン剤の臨床開発を、常に前向きに考えさせ、発展させることができた一つの要因であったと考える。

創薬の基本的な考え方としては、主作用は可及的に単一化されたものを追求すべきである。シンプル・イズ・ベストである。作用が単一化されていないと、臨床段階における薬効判定に複雑な影響を及ぼすとともに、副作用の種類も多くなる危険性をもち、治療応用の角度からも好ましくない例が多い。抗プラスミン剤の創薬と育薬の中で、安全性問題が大きな障害にならなかったのは、イプシロンやトランサミンがシンプル・アクションであった点が一つの要因だと考えている。

局所と全身

抗菌剤の薬効評価においては、試験薬の病巣組織への移行はきわめて重要である。薬が病原菌に作用するという理論から、当然のことである。しかし薬の病巣濃度が薬効発現の基本であり、病巣濃度が薬効を左右するという原理は、一般の薬では疎んじられている。

私はバイオ製剤の組織プラスミノーゲン・アクチベーター（t・PA）の前期第Ⅱ相臨床試験で大失敗をした経験をもつ。t・PAの臨床試験には、急性心筋梗塞の専門家が、バイオ製剤の線維素溶解酵素剤ということで、強い興味と期待を抱いて参加された。

t・PAの試験管内血塊溶解作用や動物実験の血栓溶解作用などの基礎実験の効力から、ヒト試験の初期投与量を慎重に設定し、前期第Ⅱ相臨床試験をスタートした。しかし、どこの施設においても初期用量ではまったく反応はみられず、計画に沿い順次増量していったが一向に効果が出ない。対象が急性の重篤疾患であり、バイオｔ・ＰＡへの期待が大きかったために、治験医から猛反発をうけた。とりあえず、治験を中断し、すべてのデータを洗い直した。しかし、基礎実験成績に疑問はなく、また治験薬の製造ロットの活性にも問題はなかった。

アメリカでは一〇倍量の用量で効果を示しており、限定された施設で用量を一桁上げて試験をした結果、ｔ・ＰＡの効き目を認め、結論として初期用量の一〇〇倍量以上の静注の再試験により成功した。後の検討により、心臓血管の血栓部位（病巣）には血流はなく、静注されたｔ・ＰＡが血栓部位にはほとんど届いていないことが分かった。「血栓に親和性が高いｔ・ＰＡ」という特長も、基質（血栓）の周辺に届かなければ意味はなかった。（この見方は、後にｔ・ＰＡの局所動注法へと発展していった）

この病巣薬物濃度を無視した失敗談の事実は、静注・経口を問わず、すべての薬に当てはまることである。用量検討や無効例の解析には常に留意すべきであろう。ところで、病巣局所の問題は病態側にも存在することが、プラスミン研究の大きな成果として明らかになった。

特発性腎出血（血尿）患者の血中プラスミン系は、やや高値の傾向はあるが、大半は正常範囲であった。ところが特発性腎出血患者の腎臓では、きわめて高いプラスミン状態を示した。一人の患者の健常腎と病態腎とを比較すると、病態腎のプラスミン系酵素が明らかに高いことが分かった。さらに、病態腎の腎動脈血と腎静脈血のプラスミン値を比較すると、腎静脈血が顕著に高いことが証明された。すなわち、全血ではプラスミン活性がほとんど認められなかったものが、病巣腎局所ではきわめて高いプラスミン活性を示す（プラスミン産生がなされている）ことが明らかにされた。

この研究はさらに、イプシロンの高用量投与（一日一〇〜一五g）により、局所プラスミン系は正常化すると共に血尿は消失することを証明した。抗プラスミン剤は、プラスミン活性が全身で認められなくても、局所病巣のプラスミン系異常を伴う出血に対して、局所の抗プラスミン剤濃度が十分ならば、確実に止血効果を示すことを明確にした。今からふりかえって考えると、この臨床研究は抗プラスミン療法研究のエポックメーキングな業績であったと思う。

局所線溶問題は、機能性子宮出血の子宮内膜、原因不明の鼻出血の鼻粘膜、肺出血（喀血・血痰）の肺組織、眼底出血の眼底組織、前立腺組織などへと次々と発展・証明されていった。

特発性腎出血とは原因不明の腎出血であり、機能性子宮出血は別名、出血性メトロパチーともいわれ、原因不明の子宮出血を指している。プラスミン研究は、原因が不明とされたこうした出血に対して、「プラスミン性腎出血」、「プラスミン性子宮出血」と病名を変更しても良い研究成果をあげた。

局所に起きている病態のメカニズムと局所薬剤濃度が薬効を支配する。独創的新薬開発においては、受容体拮抗剤・酵素阻害剤などすべてに共通する局所と全身の問題として注意を払いたい。

薬効の客観的証明への一歩

ヒトの病気を対象とする臨床試験において、薬の効果を科学的・客観的に証明するために、多くの研究がなされてきた。臨床試験が科学の原理に従い、適切に計画され、実施されるようになってきたのはここ四〇年の間である。

比較対照をおかない試験（オープン試験）、ヒストリカルコントロール試験、割付を無作為に行わない試験などの問題点が詳細に検討されてきた。個体・病態のバラツキを無作為割付により、病気の自然経過の変化を比較試験により、評価の主観的隔たりを二重盲検により、バイアスを除去する方策が取り入れられ、今日では「無作為割付二重盲検比較試験」が薬効評価の必須試験として位置付けられている。

約四〇年前の臨床試験では、比較試験は行われておらず、プラシボも普及していなかった。抗プラスミン剤の臨床試験においては、全身または局所のプラスミン値が高値を示す場合に抗プラスミン剤を投与し、症状の著しい改善をみた時は、一応、抗プラスミン剤の薬効として納得を得ることができた。

ところが、血中のプラスミン系の変動がほとんどみられない全身性疾患に、抗プラスミン剤の効果がみられたときの説明には苦慮した。学会で発表されても「プラスミン屋が使えば何にでも効く」という影の批判は、新薬開発者にとっては余りにも冷酷であった。

血友病患者に抗プラスミン剤を投与すると、鼻出血、皮下出血、歯肉出血、関節出血などの出血症状の消退（止血）を早め、出血症状の出現を抑制するという成績が出たときが、その典型例であった。

第Ⅷ因子や第Ⅸ因子の不足による出血に、抗プラスミン剤がなぜ効くのか。血友病患者の出血は、日常生活動作、気象条件など複雑多様な要因により発現するもので、抗プラスミン剤を服用していて出血がないからといって、それは単なる自然経過かも知れず、薬効とするには余りに短絡であるとする批判であった。

血友病患者の出血症状に対する抗プラスミン剤の効果を認めてもらうには、比較試験以外に方法はない。しかし、当時は、今日のように血友病患者が管理されておらず、一医局の患者数は少ない上に、全国共同研究というような仕組みも一般化していない時代であり、症例数が少なく比較試験を行える環境になかった。

そこで、窮余の策として行われたのが、いわゆる「試験的休薬療法」であった。血友病の出血症状のある患者に、抗プラスミン剤を投薬し、症状が消失した時点で抗プラスミン剤の投薬を中止し、経過観察した。すると再出血が起こった。この段階で抗プラスミン剤の再投与を行い出血の消失を認めたのである。これを繰り返した症例の学会発表により、血友病の出血症状に「抗プラスミン剤は効くかも知れない」という印象を参加者に与え、以後多くの血液学者の参画により、血友病の出血に対する抗プラスミン効果が検証されたのである。

この意識的な休薬療法は、薬効評価の科学的・客観的方法論が確立・普及していない時代のささやかな試行ではあったが、抗プラスミン療法の薬効を認めてもらうには、当時としては意義の高い臨床研究であった。この方法は、対象疾患によっては、前期第Ⅱ相試験の後半に、今日でも応用できるであろう。後日談になるが、イプシロンがＦＤＡからオーファンドラッグ[*6]として認められた最初の適応は「血友病患者の抜歯時の出血」であり、日本の研究業績が参考にされ認められたものであろう。

註：抗プラスミン剤の無作為割付二重盲検比較試験は、八〇年代になり過多月経、機能性子宮出血、腎出血、心臓外科、バイパス術後出血、消化管出血、外傷性前房出血など各科領域で国際的に検証されていった。単に出血量の差のみでなく、術中・術後の輸血量の減少、手術時間の短縮など実地医療に貢献する興味深い成績が多い。

第2章 育薬の基本

育薬科学とは創薬科学の後半過程（第Ⅱ相創薬科学）以降の研究を指している。すなわち、リード最適化がなされたものについて、ヒトに応用するための薬効薬理、薬物動態、毒性研究などの前臨床試験と臨床試験の両者を包含し、さらに、厚生労働大臣により認定された薬が発売された後に行われる第Ⅳ相試験（市販後調査）をはじめ、薬の適正使用の確立と普及に関連する諸研究やマーケティング方策を含めた、広い範囲の活動と定義づけられている。

育薬は薬を正しく育てるための、医薬品情報の生産、評価、伝達を中心に多様な分野にわたっている。

ホモからヘテロへの転換

新薬の承認を得た段階の情報量は膨大ではあるが、見方を変えれば限定された範囲の情報に過ぎない。承認時までの臨床試験からは、長期投与の影響、高齢者・幼少児・妊婦などへの投与成績、他薬剤との併用投与成績および相互作用研究、肝機能や腎機能異常者などへの影響、適宜増減の用量幅、副作用の内容と頻度、配合禁忌などの情報が、一般的に不十分である。

もとより、承認時までの臨床試験は、薬効と安全性を科学的・客観的に証明することが目的であり、できるかぎり純化した状態の試験として組み立てられている。一方、患者の治療に薬を使う実際の場面は開発治験の状態とは大きく異なっている。

左表は、新薬承認時までの臨床データのもつ特性と発売後新薬が使用される背景の違いを典型的に整理したものである。すなわち、承認時までの薬の臨床成績は専門医により、対象をできる限り単一化した限られた患者に、被検者を注意深く監視しながら投薬された結果である。新薬として発売された後は、これら治験段階の縛りがほとんど無くなるのみでなく、多くの条件や背景が一変する。

新薬の承認から発売にいたる状況は、ホモ状態からヘテロ状態への大転換である。ホモからヘテロへの転換に際し、両者の投薬上の相異点を吟味し、情報を拡充しながら、適正使用を確立してゆくのが育薬の基本である。

	承認時		発売後
〔疾患〕	単一	――	複合・合併症
〔病態〕	標準的	――	複雑
〔治療法〕	単剤	――	複数処方
〔対象数〕	千人	――	万人
〔投与期間〕	短期	――	長期
〔注目度〕	監視	――	放任
〔主治医〕	専門医	――	一般医

第Ⅳ相試験やＧＰＭＳＰ（市販後調査）は臨床の現場で使用された情報をベースに、より適切な使用法（適応、用法・用量、使用上の注意を含む）を検出・確立するための方策である。市販後の研究は、ＧＰＭＳＰの規制に従って単に症例を集めるのではなく、医療現場の実態に則した情報を加えることにより、新薬の有用性を高めるために活用されなければならない。

承認新薬の有する情報の質と量と幅をよく吟味し、隠れたリスクを勘案した、製品ごとの自主的な発売対応（ＰＭＳ）をはかるべきであろう。重篤な薬の副作用問題は、しばしばこの時期に発生している。特に、類似新薬よりも独創的・画期的新薬は危険度が高いにも拘らず、新薬への期待が大きいために、一挙拡大の販売戦略がとられやすいが、一層の注意を要する点である。

ホモ状態からヘテロ状態に移る期間は自動車の運転免許でいえば若葉マークの時期に該当する。イプシロンが発売された一九五四年当時は、前述のような発売戦略はもちろん、的確な発売方針もない時代であった。発売後数年間の売り上げは微々たるもので、現在ならば不採算品目として販売中止に追い込まれても仕方のない状況であった。当時故に許されたのであろうが、イプシロンの若葉マーク的運用期間は七〜一〇年間続いた（ここでは取り上げないが、イプシロンの販売額よりも研究費が多くなり、深刻な経営課題となったこともあった）。

この期間、イプシロンの適応症（主要標的病態）の明確化と取捨選択、用法・用量の至適化、プラスミン測定法の精度向上と簡易化、静注法から経口法への改良研究など薬物療法には必須で重要な解明課題が山積していた。しかし、プラスミン学説に理解を示す熱意と信念の強い、限られた研究者仲間により、激論が交わされながらプラスミンおよび抗プラスミン療法の課題の解決と本態解明に近づいていったのである。長く苦しい時期ではあったが、この間の研究と調査、そしてそれを臨床現場にフィードバックしたことが、イプシロンを育てた根源である。この潜伏期間の情報の蓄積が抗プラスミン療法の確立と普及――抗プラスミン療法の基盤構築――に大きく貢献した。

プラスミンの病態生理学的な意義や役割が確立していない時代に生まれた抗プラスミン剤イプシロンは、今日的にみれば未熟児的出産（発売）であろう。そのために、イプシロンはホモからヘテロへの大変換期を地道な研究の継続の中で行われた、すなわち育薬が未熟児室で行われたという今日では考えられない珍しい経緯をたどった。

新薬の若葉マーク的アプローチ（現在の市販直後調査期間）は薬のライフサイクルを長くし、結果的に医療貢献度を高めることを認知すべきであろう。

医薬品情報生産の特性

物には働きあり
物の働きを知りて言葉となす
物は働きの言葉を得て
薬となる

というフレーズを聞いたことがある。

働きの言葉なくして薬ではなく、働きの言葉なくして薬を使うことはできない。医薬品情報についての真髄を語る言葉として私はこのフレーズが好きである。

実は、薬の有用性は、薬そのものがもつ働きのみによるのではなく、物（作用物質）に付加された情報――働きの言葉――により支配されている。医薬品情報は、物が薬として成立するための必須条件で

【一般の研究】

研究の計画者 ≒ 研究の実施者

【薬の臨床試験】

研究の計画者　　（治験依頼者）

↓↑

医　師　　（治験責任医師）

↓↑

患　者　　（ボランティア）

図Ⅱ-1　一般の研究と臨床試験の違い

あると同時に薬の有用性をもコントロールしている。この薬の要になる「働きの言葉」を得るために薬の研究は行われ医薬品情報として提供される。

医薬品情報、特に臨床医薬品情報の生産は多くの特性を有している。（医薬品情報の生産とは耳慣れない言葉であるが、生産とは辞書に「生活に必要な品物を作り出す」とある。「医薬品に必要な情報を創り出す」という意味で医薬品情報の生産と定義した。）

臨床医薬品情報を生産する特性には、生産過程の複雑さ、科学性と倫理性の保証と確保、病態と薬効評価因子（エンドポイント）、投与量と投与期間、情報の品質保証（GCP）と生産ルール（ガイドライン）など多くの要因がある。

例えば、臨床医薬品情報生産過程の複雑さ一つを取り上げてみても、一般の研究では、研究の計画者と研究の実施者は、ほぼ同一人または同一の小グループである。

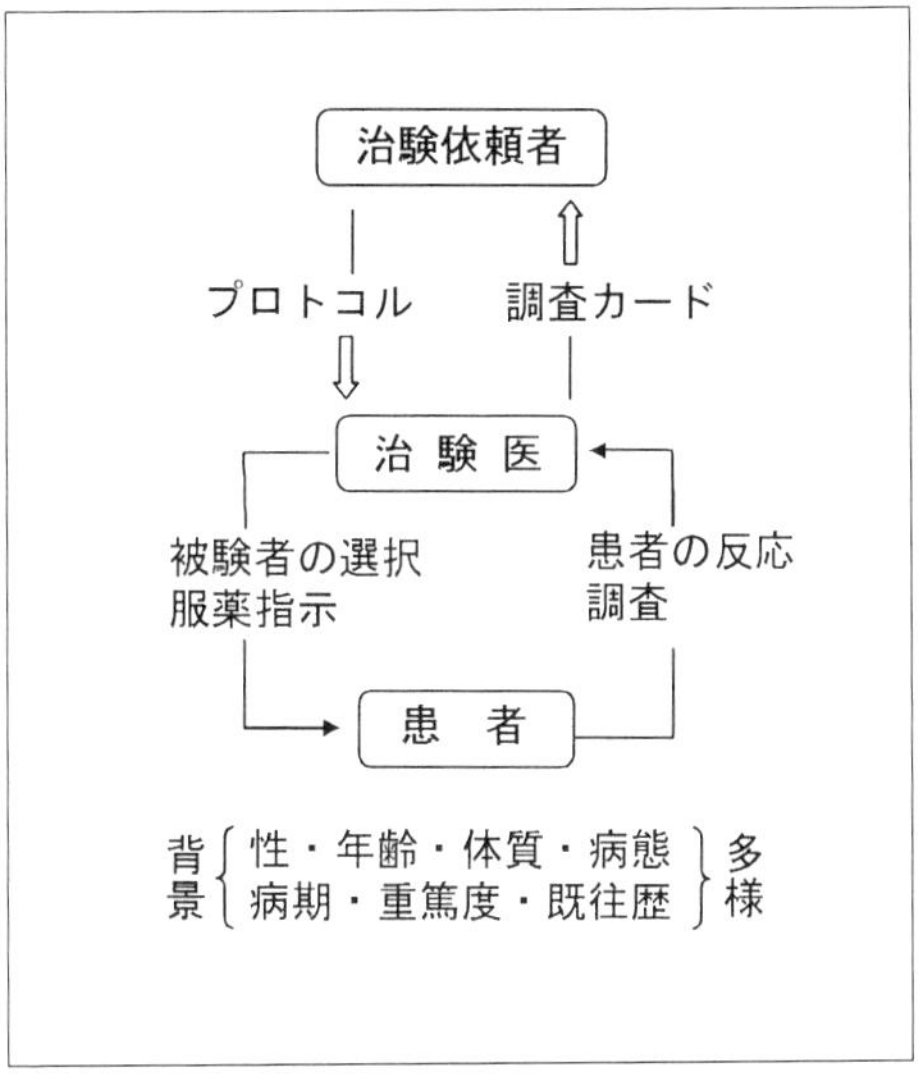

図Ⅱ-2　臨床試験における三者の関係

臨床試験（治験）では、計画者と多数の治験医と多数の患者という三者構成になっている。この生産過程の複雑な関係は図Ⅱ−1、Ⅱ−2に示した。最近は、さらにＣＲＣ[*7]やＣＲＯ[*8]が介在し一層複雑になっている。臨床試験がもつこの生産特性を認識していないと、成績の評価や解釈を間違える可能性があることを忘れてはならない。

抗プラスミン剤イプシロンの臨床試験は慶応大学医学部の産婦人科、皮膚科を中心にスタートした。初期段階では適応や用量の問題を内包しながらも、顕著な成績ではなかったが、かなり期待のもてる成績を示した。ついで内科、泌尿器科、眼科、外科へと徐々にではあるが研究の輪は広がっていった。慶応大学では医学部長を議長とするプラスミン研究プロジェクトへと発展し、抗プラスミン研究の核となった。これには、プラスミン理論が新鮮なこと、イプシロンが新規化合物であるという研究者の琴線に触れる部分も少なくなかったが、岡本らの真摯な呼びかけと研究支援のあったことも見落とすことはできない。

一方、新しい酵素理論に基づく新治療法はほかの大学へも点々と波及していった。ここには、プラスミン研究が若い学問領域であるからこそもっている、いくつかの特長をみることができる。

＊ 一つの医局として取り組むのではなく個人研究としてのアプローチ。
＊ プラスミンの病態生理的意義を究めたい立場の研究者と新治療法を探りたい立場の研究者。
＊ 大学の研究者の所属する科は内科、外科、泌尿器科、産婦人科、麻酔科など、大学ごとに異なっていた。

新理論の臨床研究が、全科にまたがって萌芽するプロセスとして興味深いところである。

この段階で、イプシロンの臨床研究の展開についての基本的な考え方は次のように整理された。

「イプシロンの臨床研究の疾患・病態は限定しない。成績の良悪は問題にしない。但し、最低五例以上を、できれば用量を変えて検討してもらう。個人研究から医局公認の研究テーマとして格上げしてもらう」

これは、イプシロンの標的疾患を明確にしたい、至適用量を見出したい、プラスミンの研究者を一人でも増やしたいという育薬者の願いが込められたものである。一研究者（一治験医）五例以上によるイプシロンの臨床的評価という考え方は、現在の多施設共同研究にも通ずる考え方で興味深いところである。

スポットとして研究されていたものが、次々と波及し全国区的スポットへと発展していった。点の研究から面の研究への展開については次項で記す。

抗プラスミン剤の普及の原点は、情報の生産（研究）を常に重視し、その情報を臨床医にフィードバックしてゆくことにあった。育薬の基本は情報の生産・評価・伝達にあることを教えてくれている。

新薬のタイプとマーケティング

新薬発売の基本戦略は育薬の視点からきわめて肝要である。経験主義の強い日本の医師に、新薬をどのようにアピールするかにより、市場性は大きく左右される。この場合、現行の治療法に対して、新薬の位置付けがどこにあるかの把握がポイントとなる。

現在の治療法に対する新薬の位置付けによって、新発売基本戦略やマーケティング方策は根本的に異なると考えている。すなわち薬の販売戦略を構築する上で、新薬は新治療法確立型、治療法革新型、治療法改革型、治療法改善型、銘柄追加型の五つのタイプに分類することができる。

新治療法確立型――従来、薬物治療法がなかった疾患に対する新薬の出現である。たとえば、小人症への成長ホルモンが該当する。

治療法革新型――従来の薬物治療に比較して画期的な効果を示し、新しいカテゴリーをつくるもので、消化性潰瘍に対するH_2ブロッカーの出現など。

治療法改革型――一日三回服用の薬剤が、一回でよくなる例や注射療法のみから内服療法が可能になるようなケースを指す。

治療法改善型――有効性・安全性が高まるか適応の幅が広められた薬剤を指す。いわゆる、ゾロ新の薬が該当する。

銘柄追加型――新薬とはいえず、単なるブランドの追加である。

このように分類すると新薬の捉え方により、新薬がどのタイプに入るか不明なものもあろう。しかし、ここでは新薬の販売戦略策定の視点を明確にし、企業認識を統一することが目的であり、学問的な位置付けをするわけではないので問題とはならない。

新しい治療法を確立・普及させる立場（新治療法確立型・治療法革新型）と現行の治療法を変化させる立場（治療法改革型・治療法改善型・銘柄追加型）では、投入資源の量と配分（例えば研究費と広告費）はまったく変わってくる（表Ⅱ-1）。

表Ⅱ-1　新薬のタイプ別普及法

	新治療法確立型	治療（薬剤）変更型
治療意義の確立・普及	◎	
基礎・臨床的研究の拡充	◎	
パブリシティの展開	◎	
競合品差別化		◎
広告		◎
サンプル	◎	

抗プラスミン剤は独創的新薬であり、新治療法を確立・定着させることが育薬——販売戦略のベースとなった。ただし、独創的新薬のマーケティングに関する教科書はなく、その育薬の道は平坦ではなかった。

抗プラスミン療法確立の経緯を振り返りながら、独創的新薬のマーケティングにおける重要なポイントを抽出する。

研究の推進——新治療法の意義と効用を、より明確にし、合理的にするための基礎・臨床の両面にわたる研究が発売後も継続して行われる必要がある。

基礎的研究には、ヒト病態により近づいた模型病態動物の作成と作用効果の解明、応用領域拡大のための基礎研究の拡充、臨床の現場から要求される基礎的研究情報の補完、臨床研究充実のための補塡的研究などがあげられる。

臨床研究面では、適応、用法・用量の適正化の研究を中心に、新規応用病態の研究、ヒト病態における作用メカニズムの解明、実際の使い方（併用・禁忌を含めて）に関する研究、副作用の予防・軽減法に関する研究、エンドポイントを変えた研究、大規模長期試験など、そのテーマは山積している。新薬発売後の研究の展開が新治療法定着の鍵を握っている。

臨床専門家の養成——新治療法を早く広く普及するには、臨床専門家をいかに多く養成するかが重要である。新薬を上手に使いこなす専門医数に比例して処方医は増加する。臨床専門医を増やすためには臨床研究を依頼することが近道である。

第Ⅳ相試験の中の適切なテーマを解明してもらうことにより、臨床に密着した専門医を創り上げてゆく。産学提携の一つのパターンであるが、新薬の適正使用のあり方を追求し、適正使用普及の協力を願う。新薬の応用領域が単科の疾患に限られる場合と抗プラスミン剤のように全科の疾患に関わる場合により臨床専門家の必要数は異なってくる。一医療圏毎に養成することが必要であろう。

情報の交換と交流の場の設定——研究の推進や臨床専門家の養成には、研究成果の発表、情報交換の場を設定することが肝心である。

研究成果を、単にペーパーにまとめるのみでは研究のモチベーションは上がらないし、研究情報の活用という点からも不十分である。形は研究会や講演会、セミナーなどいろいろあって良い。フロアーと

金子雅臣（都庁職員）の社会派ルポ

事例・判例にみるセクハラ対策
男女雇用機会均等法の改正にともない、企業のリスク管理に不可欠となったセクハラ対策を、東京都労働経済局のベテランスタッフがズバリ指南。日本の現実によって解釈し、より現実的な対応策を立てるための必読書。　◉新刊　1,800円

失業の心理学
倒産、解雇……未来予測のつかない時代の心の拠り所は？　失業でうろたえる人と前向きに受け止める人との違いは？　失業にいたる経緯や失業後の心理模様など、豊富な事例をもとに描き出す、リストラ時代の必読書。　1,650円

女の部下を叱れない　男の我慢 女の不満
◉日本経済新聞評＝就職セクハラ、海外転勤など、様々な事例から、法（男女雇用均等法）の理念と職場の実態とのギャップを冷静かつ克明に描き出す。働こうとする女性から男性上司まで、様々な人の参考になる。　1,650円

ホームレスになった　大都会を漂う
◉朝日新聞「天声人語」＝大手企業の管理職や出稼ぎの人が路上生活を送るに至った軌跡を記した本。

◉読書人評＝紹介される人間はみんな、私たち自身の姿。じっくりと考えさせてくれる。　◉5刷　1,650円

身近で深刻な問題

プロも知らない「新築」のコワサ教えます
船瀬俊介［著］　◉大反響9刷出来　2,000円

化学建材から立ちのぼる環境ドラッグで神経も狂う……マンション、一戸建、オフィスなど、住宅汚染の実情から、家に殺されないための対処法までを具体的に解説。家を買う人、借りる人、つくる人から売る人まで、必携必読の書。

環境ドラッグ　あなたの子どもはなぜキレる
船瀬俊介［著］　◉大反響4刷出来　1,500円

知的能力、…適応性に悪影響を与える「環境ドラッグ」とはなに…が日常生活で注意しなければならないことは…ンよりももっと怖い「環境ドラッグ」の…ぜながら解説する。

これでわかる本物水・塩・みそ・しょうゆ
三好基晴［監修］　◉大反響5刷出来　1,200円

…できるのか……日ごろの食生活…て徹底的にチェック。市販…自分の目で判断するた…

水道がつぶれかかってい…
…のしくみと構造…明らかにする。…に、水道行…

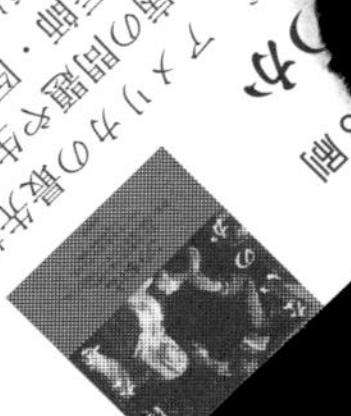

…つか　…3刷

…が、アメリカの最先端…に、心と病の問題や生と死…者に対する医師・医療のあ…ジー優先の医療に疑問を投…を呼びかける感動の書。


◉東京新聞評＝数多くの実例を引きながらの尊厳ある死をめぐる考察は、厳粛で崇高なメッセージとして読む者の胸に深く響く。

◉朝日メディカル評＝謙虚に学びたい人生がここにある。

◉週刊朝日評＝95%の人が病院で死ぬ時代……確実に患者となるあらゆる人が読んでおきたい一冊。

◉週刊現代評＝これほど率直に医療の原点を見直すように説いた書は近年めずらしい。

◉朝日新聞、日経メディカル、毎日ライフほか、各紙誌絶賛。

ノンフィクション

四万十川・歩いて下る
多田実［著］　◉5刷　1,800円

◉朝日新聞評＝「最後の清流」にとっての脅威は実証的で示唆に富む。◉椎名誠氏（週刊文春評）＝ていねいで鋭いアウトドアルポの傑作。◉野田知佑氏（週刊読書人評）＝自然保護に少しでも関心のある人には必読の本。読むべし。

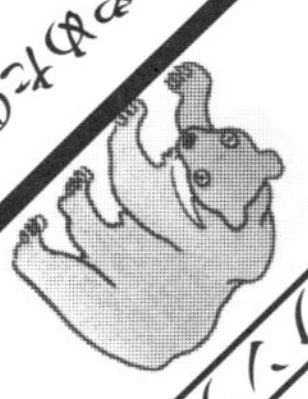

アメリカはなぜダム開発をやめたのか
公共事業チェック機構を実現する議員の会［編］　◉4刷　1,500円

国会議員と専門家チームがアメリカの代表的な河川開発機関（内務省開墾局、陸軍工兵隊、NGO）を徹底視察。アメリカの政策形成プロセスを紹介するとともに、日本の公共事業政策の抜本的改革をも提言する画期的レポート。

土地開発公社　塩漬け用地と自治体の不良資産
山本節子［著］　◉新刊　2,400円

売れない土地は自治体に買わせろ!!　自治体が土地開発公社を使ってかかえこんだ不良資産発生のしくみと現状を、「列島改造」から「バブルの受け皿」まで、10年にわたる調査から克明に描き出す。

アトミック・エイジ　地球被曝はじまりの半世紀
豊崎博光［写真・文］　2,000円

【第1回平和・協同ジャーナリスト基金賞受賞作品】

◉朝日新聞評＝17年間、「地球被曝」の現場を撮り続けているフォト・ジャーナリストの作品集。世界に散らばる被害者群像が、核50年の悲哀を物語る。


【価格（税別）、刷数は1999年9…

築地書館ニュース｜ノンフィクション エッセイ

〒104-0045 東京都中央区築地7-4-4-201 TEL03-3542-3731 FAX03-3541-5799 ホームページ=http://www.tsukiji-shokan.co.jp/

◉総合図書目録、無料でお送りいたします。ご請求は上記宛先まで。

◉ご注文は、最寄りの書店または直接上記宛先まで。（発送料400円）

土門拳［写真とエッセイ］

生きているヒロシマ

［写真集］ ◉10刷 4,800円

◉北海道新聞評＝この写真集が訴える被爆者たちの"痛み"は、歳月を超えてひしひしと伝わってくる。

◉カメラ毎日評＝すぐれたヒューマン・ドキュメント。

◉コマーシャルフォト評＝そこに写されているいたましい映像の本質は、間違いなく戦争や原爆を告発している。

筑豊のこどもたち

［写真集］ ◉15刷 2,700円

戦後日本の一断面を見事に切りとったリアリズム写真の名著であり、土門拳の原点ともいえる写真集。

◉朝日カメラ評＝貧しさの中で、聖女のように写し出された少女たちの像は圧巻のシークェンスである。平和と民主主義を旗印とした戦後ある時期の報道写真の典型がここにはある。

◉清水真砂子氏（山陽新聞評）＝圧倒されてしばし言葉を失った。

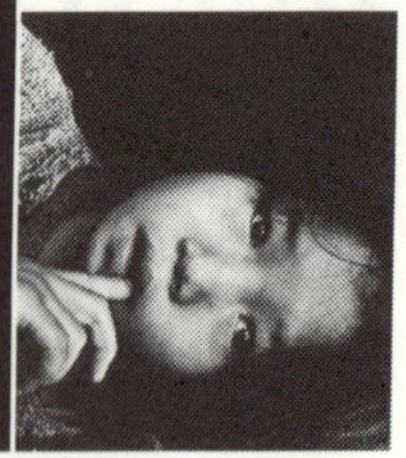

死ぬことと生きること

［エッセイ集］ 各1,800円 ◉正編22刷 ◉続編12刷

日本人と日本文化を撮り続けた土門拳の鮮烈な感動を呼ぶ初のエッセイ集。著者自選の写真15葉を各巻に収録。

癒しの医療［全2巻］

【各氏・各紙誌絶賛】

◉J.K.ガルブレイス激賞＝この本は、多くの情報を折り込み

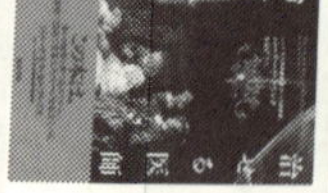

治せる医師 治せない医師

バーナード・ラウン［著］
（ハーバード大学名誉教授）
小泉直子［訳］ ◉
各冊とも2,000円

医師はなぜ治せないの

ノーベル賞を受賞した心臓病専門医
医療現場での豊富な経験をもとに
について、また不治・高齢の患
べき姿を熱く語る。テクノロ
癒しの医療への回帰

保屋野初子［著］ 1,500円 ◉毎日新聞評＝身
政のかかえる問題点

こんな特養ホームだったら入りたい

日本全国特養ホームめぐり

石川奈津子［著］ ◉2刷 2,000円

「私だったらここに入
日本全国の特養ホーム
地でチェック。福祉関
負担などについての資料

人工生殖のなかの子どもたち

生命倫理と生殖技術革命

ジャン-フランソワ・マティ［著］ 浅野素女［訳］ 1,650円

◉毎日新聞評＝体外受精、
断など、最先端の生殖医療の
な問題点を短編小説ふうにま
夫婦の物語であるだけに具体的

沈黙をやぶって

子ども時代に性暴力を受けた女性たちの証言＋心を癒す教本（ヒーリング・マニュアル）

森田ゆり［編著］ ◉4刷 2,000円

◉朝日新聞評＝沈黙せざるを得な
た日本で最初の証言集。体験を言
ちが仲間をつくって沈黙をやぶり
踏み出してほしい。

エッセイ・その他

武士道 日本人の魂

◉大反響3刷出来

新渡戸稲造［著］ 飯島正久［訳・解説］ 3,000円

聖書で読み解く日本文化。。誰にでもわかる現代語訳と、クリスチャン新渡戸稲造と立場を同じくする牧師の眼で読み解いた詳細な解説で、不朽の名著をよみがえらせる。

ネイティブ・アメリカン＝蒼

ウォール＋アーデン［著］ 船木アデルみ

◉週刊朝日評＝人と自然、癒しの方法など
で培われてきたインディアンの叡智を写真
……どの言葉も民族を超えて深い感銘を与え

ヒットラーでも死刑にしないの？

中山千夏［著］ ◉2刷 1,650円

だれもがわかるやさしい言葉で語る21世紀の日本独自の人
◉教育新聞評＝「生きること」「生命」を大事にする人だ
こその説得力のある死刑廃止論となっている。
論。

9つの森の教え

峠隆一［著］

◉週刊現代評＝子供の育て方、家庭
つき合い方など"人間らしい"生き
◉読者の声＝とてもやさしく
を教えてくれて、「パパラ

【便

の討論は、適正使用を確立し、明日の処方に結びつくと同時に、次の研究テーマを生み出してゆく。新治療法の場合、一回の会合をすれば、その討論の中から、必ず次の研究課題が生まれてくるはずである。これが研究と研究会を継続させる秘訣である。

患者に責任をもつ臨床医にとっては、聞きなれない新治療法をイージーに受け入れることはできない。そのためにも研究会や講演会の効用は大きい。

パブリシティーの展開——新薬物療法のもつ意義と効用を臨床医に理解してもらう必要がある。パンフレットや文献を持って縷々説明をしても、権威と経験と安全を尊ぶ臨床医を説得できるものではない。新薬物療法の普及には、あらゆる媒体（新聞・雑誌・放送・映画など）を活用したパブリシティーが必要である。パブリシティーは、医師用（専門誌紙）・一般用の二本立てで、計画的な展開をする。映画やビデオも効果的であり、ＩＴ革命により、さらにパブリシティーツールは広がっている。

最近は、メディアの医療情報についての関心も高い。企業は薬を正しく理解・認識してもらうために、メディアへの情報提供のあり方をさらに研究すべきであろう。

抗プラスミン剤では『抗プラスミン療法の実際』をはじめ単行本、専門誌特集、研究会特集、科別文献集、放送記録集など一〇万頁を超える印刷媒体をフルに活用した。

映画の製作・活用や新聞記事の影響も見逃せない。地方紙を含めた新聞記事だけを集めたパンフレットは好評であったし、映画『生命の流れ』は医師のみならず医療関係全般に理解を深めた。

症例の蓄積と最適な病態・使い方の明確化――製薬企業の財産の一つに各種の臨床試験を通して得た製品使用症例成績の蓄積がある。この蓄積症例情報をいかに料理（解析）し、活用するかが新薬物療法の普及のポイントとなる。どのような病態に、どのように使うことが最大効果をあげるか、いつ止めるか、効果や副作用の予知法は、どんな時に何と併用するか、禁忌症は何かなど実地診療に必要な情報は無限にある。

新薬の場合、処方医は最初に使う数例の使用経験により評価する場合が多い。処方医の数例の使用経験を、成功体験に結び付けるためにも、蓄積された症例成績のエキスは生かされなければならない。基礎・臨床研究の結果についても、ポジティブもネガティブも含めて、広く臨床の現場へフィードバックする必要がある。フィードバックの結果が次の研究のネタを産んでくれる。「本当か？そんなことはないはずだ」という反応は、新薬物療法を育んでくれる原点であって、それを恐れてはならない。患者も医師もメーカーも願いは一つであり、それを叶えるために情報が共有され生かされてゆく。

抗プラスミン療法の普及・定着を通して、漠然と培われた新薬物療法マーケティング策は、後に、**「CT→MA→SAサイクル法」**として理論構築され、第一製薬の新薬マーケティング基本策に採用された。ＣＴは臨床研究（Clinical Trial）、ＭＡは講演会、研究会などの活動（Mass Approach）、ＳＡは販売活動（Sales Action）の略号を意味し、このサイクルをいかに着実に実行回転させるかが販売戦略の基本とされている。

薬の副作用

創薬と育薬を考える上で、薬の安全性問題は有効性以上に重要である。身近な例として、ソリブジンは、我々に多くのことを教えてくれた。


◉動物実験の結果から予測・推察される臨床的副作用の事前予測と、それを意識した厳格な治験症例管理。

◉治験中の死亡・重篤副作用例に対する徹底的な調査と評価。

◉臨床試験の結果（副作用）を確認するための基礎実験へのフィードバック。

◉承認段階までの基礎・臨床試験の成績から推察される重篤副作用に対する発売時の防止対策。


などに集約されよう。この視点は、すべての新薬の開発研究と発売に関わることである。

ヒト試験に入る前には、前臨床試験の成績から、ヒトに起きるかも知れないと予測される副作用を、意識的・前向きに整理抽出して治験医に提示すべきである。また、治験中の死亡例や重篤悪化例は「治験薬原因説」の前提に立ち、徹底的な調査をすべきである。さらに、リスクが推測される新薬については、企業は発売時に、副作用防止と適正使用を普及する観点から、自主的に一定期間の販売制限（例えば専門医のみ）や適応制限などの管理法を導入すべきである。

薬の副作用は、因果関係の立証が困難であると同時に、薬と関係がないという証明もまた不可能である。発生の時期も不明である。造影剤でみられるように遅発性の副作用もある。それ故に、重要なことは事実の早期把握であり、蓄積なのである。創薬と育薬のプロセスでは、副作用をみる研ぎ澄まされた調査と評価力が必要である。

薬の副作用で事実の解明が重要であるとするのは、副作用が怖くて危険だからではない。副作用が起きる事実が不明な点が問題なのである。サリドマイド、スモン、クロロキン、コラルジル、筋短縮症など、過去の副作用問題は、すべて事実の早期認知とその伝達（―早期検出・早期対応―）に関わる問題であったといえる。創薬・育薬過程で症例を謙虚に凝視する姿勢の重要性を強調したい。

薬に副作用が伴うのは止むを得ないことで、問題は
いかに予告するか――医療関係者・患者に

いかに予防するか――医療関係者・患者が
いかに予知するか――医療関係者・患者が
いかに発生時に対応するか――医療関係者・患者が

である。

この中では、特に重篤な副作用を予知する方法の研究とその予知方法を周知徹底することが肝要である。重篤副作用の予知方法の確立は、副作用に関する情報量が最も多い製薬企業の任務である。重篤副作用は、検査結果が判明した段階では遅い場合が多く、それを予測する前駆症状の解明に注力すべきである。前駆症状の段階で投薬を中止すれば重篤化は防止できよう。

予防法の研究も遅れてはいるが、最近は抗がん剤の嘔吐防止に$5HT_3$受容体拮抗剤の併用などに成果がみられる。これからは、テーラーメイド医療の確立と同時に事前に副作用を予防する方策を開発し、十分な薬効を上げうる適正投与量を投薬できる研究の発展を期待したい。

抗プラスミン剤の安全性問題では、イプシロンもトランサミンも特に重篤な副作用はなかった。理論的に懸念された血栓の発生についても、超大量の抗プラスミン剤投与動物実験により可能性は否定された。問題となった唯一の副作用は、抗プラスミン剤の静注に伴う吐き気と嘔吐であった。患者のＱＯＬを確保する観点から色々と検討をしたが、結論としてはゆっくり静注（三〜五分）することにより、ほとんど影響がないことが判明した。

薬の副作用では、副作用の発生頻度がしばしば問題にされるが、重篤例は頻度の問題ではなく、副作用の内容と対処法であることを強調したい。

言葉は薬を動かす

薬の「適正使用」という言葉が常用されるようになってきた。

かつては、「薬の使い方の科学」とか「薬の正しい使い方」などと周りくどく表現されていた概念が、適正使用という簡潔な四文字に凝縮されて、専門的にも一般的にも、スムーズに普及・定着してきた。

抗プラスミン剤を育て、普及してゆく上で言葉の問題が大きなインパクトをもつことを痛切に感じた。プラスミンは、繊維素溶解酵素という日本名があるが、日本語はほとんど使われていない。欧州学派が使っていたフィブリノリジンという言葉もStreptococcal fibrinolysinとの混同を避けるためにプラスミンと統一された背景をもっている。

薬には、そのカテゴリーを示す、血圧降下剤・鎮痛剤・抗ヒスタミン剤などの剤名が付けられている。イプシロンやトランサミンは、探索研究の経緯から、当然のこととして「抗プラスミン剤」という剤名で発売された。ところが、当時、プラスミンという酵素の生理作用や病態生理的な役割については、ごく限られた専門家を除いては知られておらず、抗プラスミン剤は発売後約一〇年間、使用医は特定の医師に限定され、売り上げは停滞していた。

この状態を打破するために、抗プラスミン剤の普及のための方策の検討がしばしば繰り返された。その中でイプシロン普及の不振の要因の一つとして「抗プラスミン剤」という剤名が適切でないと指摘があった。

「抗ヒスタミン剤といえば、臨床医は適応から副作用までを想定することができるが、抗プラスミン剤では臨床医はその応用用途を、まったくイメージできない。ユーザーにとって意味不明の剤名では商品の剤名の機能を果たさない。もう少し、一般の臨床医にも分かり易い剤名に変えるべきである」（当時は剤名を企業が自由につけることができ、アピールする剤名をつけることがマーケティング策の一つであった）という主張と、「イプシロンやトランサミンは、抗プラスミン剤であるからこそ存在意義がある。プラスミンという用語を消せば、それまでの蓄積も将来への展望もひらけない」とする主張があった。

この二つの見方は、会議のたびに繰り返し論議されながら、結論の出ない問題であった。論議を重ねる中で編み出されたのが、「抗出血・抗炎症」というタームである。（それまで「抗炎症」という言葉は使われていたが「抗出血」という言葉はなかった）

抗プラスミン剤
〜抗出血・抗炎症〜

と付記して、広告・普及活動を展開した。

独創的新薬の普及のために、そこに使用される言葉の果たす役割もまた等閑視できない問題であることを痛感した。

抗プラスミン剤の言葉に関わる、もう一つのエピソードを紹介しよう。

A医師から、血液学会の特別講演の概要を記したものを、学会当日に配布するために印刷することを依頼された。その校正中に、私は「纖維素溶解現象」という漢字が二、三行ごとに使われ、各ページに頻繁に出てくることに気づいた。そのために文章全体が漢字だらけで読みにくいとも思った。そこで著者の了解も得ず、思いきって『纖維素溶解現象（以下、「線溶現象」と略）』としたのである。こうして印刷された講演概要には随所に「線溶現象」なる略語が使われていた。

これが、日本で最初に使われた「線溶」という言葉であり、以後、線溶現象なる用語は専門用語として定着した。

薬は常に開発過程にある

一九五〇年〜一九六〇年代初期における、プラスミン研究の学会発表は、いつも「その他」演題の、いわゆるD会場の発表であった。生理学会、血液学会ともに、プラスミン研究は学会の本流テーマではなく、亜流のテーマとして扱われていた。真の学問研究の流れは、このような経緯をたどることが少なくないのであろう。留意したい。

しかし、D会場は参加者が少ないにも拘らず、質疑・討論は活発に行われ、他会場にはみられない活況と独特の雰囲気に包まれていた。数少ないプラスミン研究者は、発表後も会場ロビーに残り、実験方法の検討、結果の解釈や見方、次の研究テーマなどを熱心に語りあい、次回の再会を約束していた。

こうした研究者の交流こそが、次の研究発展へのエネルギー源となり、遅々としていたものの、若き真摯な研究者が確実に増加し、学会場もC会場、B会場へと変わっていった。さらに、他の学会においても癌学会、内科学会、麻酔科学会、外科学会、産婦人科学会、泌尿器科学会、皮膚科学会、整形外科学会など特別講演、教育講演、シンポジウムなどに取り上げられるようになっていった。

プラスミン研究は、一つの研究が次の課題を提起し、他の科の疾患の病態解明に転移し、雪だるま方式で研究者と研究領域を拡大していった。これと相携えて抗プラスミン療法の意義と効用が確立した。

線溶研究というテーマの普遍性と臨床的意義の重要性は、研究発展の必須与件ではあるが、画期的新薬の開発には、研究の自転力を生み出すような課題設定と研究環境づくりが重要である。抗プラスミン剤の育薬の流れは、臨床研究の拡充とその伝達を効果的に継続することに尽きるが、臨床研究の継続と動機付けのためには発表の場をつくることも一つの有力な方法であった。

プラスミン研究が全国的には点として萌芽してきた頃、一九六二年に名古屋で開かれた第四回日本臨床血液学会の最終日に、全国的な「第一回プラスミン研究会」が学会長・日比野進教授を世話人として開催された。約九〇名の参加者を得て、プラスミン・抗プラスミンについての熱心なフリーディスカッションが行われた。

これを契機にして、プラスミン研究会は第二回、第三回と臨床血液学会の折に開かれるようになり、第二六回まで毎年開催され、現在の「血栓症セミナー」へと発展した。中には臨床血液学会には出ないがプラスミン研究会には出席するという研究者や第一回からの研究会報告集を全部欲しいと言う研究者がいるなど、関心の高さを物語っていた。

一企業が企画する研究会で、これほど長く続いている研究会も稀であろう。プラスミン研究会はプラスミンの研究の継続と発展に、そして抗プラスミン療法の確立と普及に多大な貢献をした。全国的には点の研究であったものが線に、そして面の研究へと拡大していった。さらに、大学の中に「学内プラスミン研究会」が作られ、次々と各大学に波及していった。名称はプラスミン研究会を筆頭に、線溶研究会、凝固・線溶研究会、血液研究会、血液談話会、線溶セミナーなど多様であるが、最盛期には四〇大学以上、当時医学部のあるほとんどの大学に研究会が設置され活動した。

プラスミン研究会や学内研究会はアップトゥディトな研究動向を知ることができる、他科の研究情報が自分の科の臨床と研究に役立つ、問題点を探り教えられる、全国学会発表の事前対応になるなどの効用を発揮した。さらに、基礎医学者（血液学・生理学・病理学・臨床検査学）と臨床医との間の適切な融合と啓蒙・コミニュケーションをはかる場を提供した意味合いも大きかった。

医学は通常、基礎医学と臨床医学に大別される。本来その間に壁や溝があるべきではないのだが、現実にはしばしば隔離がみられる。その点、プラスミン研究では基礎医学者と臨床家との間に、何の分け隔てもなく、共通の問題解決に智恵を出し合うという研究姿勢が横溢していた。基礎研究から臨床へ、臨床から基礎研究へのフィードバック機構がきわめて自然に働いていた稀有な領域であったといえる。

発見から一〇〇年を経たアスピリンは昨年、「血栓症」への応用が承認された。

抗プラスミン剤トランサミンも二〇〇〇年に、中国の産婦人科学者により、自然分娩における分娩時出血量に対する四群比較の無作為割付二重盲検試験が行われ、分娩時出血量の減少・分娩時異常出血の防止効果が北京大学第一病院・鄭淑栄教授により第四二回米国血液学会（American Society of Hematology, ASH）で発表された。

また、トランサミンはＯＴＣ薬[*9]（ペラック）や歯磨きに応用され、動物薬（バソラミン）としても使用されている。育薬とは研究に研究を積み重ねることである。

「薬は常に開発過程にある」という哲学をもつことによって、育薬の目的は叶えられ、薬の真価が発揮されると抗プラスミン剤は教えてくれている。

◉コラム1

タイムカプセルにトランサミンの研究成果を

トランサミンの研究成果は各界から認められるところとなった。

一九六九年一二月第一二回毎日工業技術賞、一九七〇年四月に大河内記念賞（財団法人大河内記念会）を受賞した。

また、一九七〇に開催された大阪万国博覧会を記念して、現代文化を五〇〇〇年後に送ろうと夢のタイムカプセルExpo'70が大阪城本丸跡に埋蔵された（写真）が、その収納品に現代文明を代表する薬剤の一つとしてトランサミンが選ばれた。五〇〇〇年後に開封された時、トランサミンはどう評価されるだろうか。

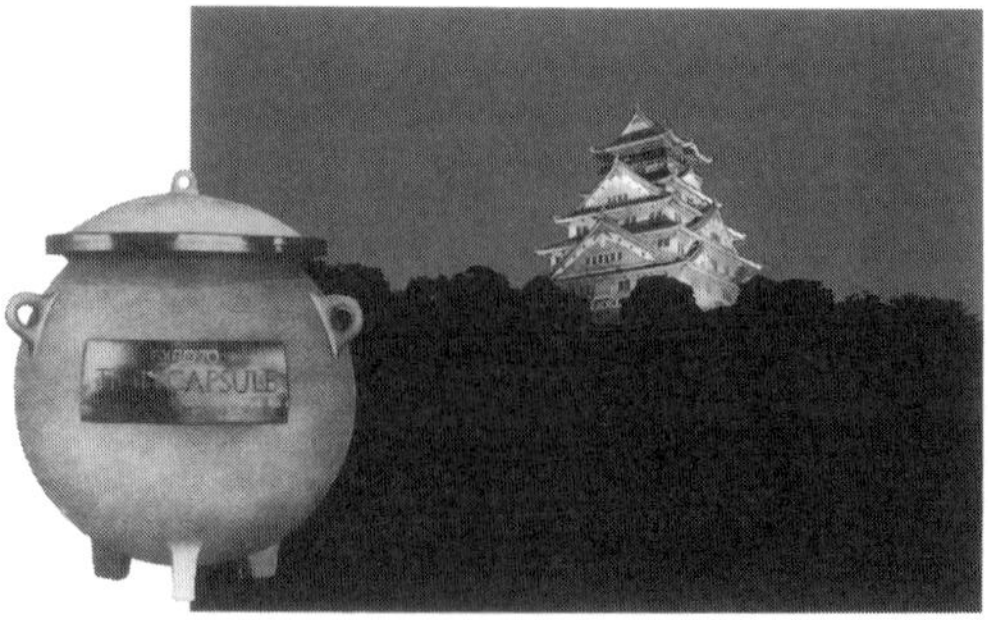

＊1――コンビナトリアルケミストリー　組み合わせによって多数の化合物群（ライブラリー）を一度に合成し、得られたライブラリーを各種の用途に合わせて、その活性を効率よく調べる技法。

＊2――ハイスループットスクリーニング　High Throughput ScreeningでHTSと略される。一次スクリーニングにおけるサンプルの供給からデータのアウトプットを速やかに行い、新しい活性情報と化合物の構造情報の関連を見出すというもの。一日に五〇〇〇～一〇〇〇〇個のサンプル処理ができる。

＊3――GCP　Good Clinical Practiceの略で、「医薬品の臨床試験の実施基準」である。医薬品の製造（輸入）承認申請の際に提出するために行われる臨床試験（治験）が十分な倫理的配慮の基に科学的に適正に行われるため定められた基準

＊4――ICH　International Conference on Harmonization of Technical Requirements for Registration of Pharmaceuticals for Human Useの略。「日本・米国・EU三極医薬品規制ハーモナイゼーション国際会議」と訳されている。規制当局（厚生労働省、FDA、欧州委員会）と製薬工業協会などの産業団体が主催し、優れた医薬品を不必要な時間の遅れなく患者に提供する観点から審査資料などの国際的共用性の向上方策を検討・取り決める国際会議。

＊5――ADME　医薬品の生体内への、吸収(absorption)、分布(distribution)、代謝(metabolism)、排泄(excretion)の一連のことを意味する。頭文字を続けてアドメと言う。

＊6――オーファンドラッグ　orphan drug。希少疾病用医薬品。患者数の少ない疾病（日本では五万人以下）を対象とする医薬品で、市場性が低く開発が進まないため開発促進制度が設けられている。

＊7――CRC　治験コーディネーター（clinical research coordinator）。新GCPにより取り決められた治験の支援を行うスタッフを言う。看護婦・薬剤師の中から養成されている。

＊8――CRO　開発業務受託機関（contract research organization）。製薬会社などの医薬品開発業務を一部または

それ以上を請負・代行する機関。ＧＣＰ省令にも「業務の委託」として位置付けられている。

＊9――**ＯＴＣ薬**　米国において処方箋なしで一般に販売できる薬をいう。over the counter drugからきている。わが国の一般用医薬品のことを指す。

第Ⅲ部

抗トロンビン剤開発物語

第1章 合成抗トロンビン剤

菊本亮二

本書の企画は合成抗トロンビン剤の明らかな「抗トロンビン作用」を見出した時に遡る。第Ⅲ部第1章は、合成抗トロンビン剤とし、その執筆者は合成化学のリーダー菊本に議論の余地なく落ち着いた。

菊本は日進月歩のトロンビンを巡る分子生物学的な研究成果を知悉しつつ、それに妨げられることなく、一歩また一歩と自由闊達に化学合成の道を進み、八〇〇回を越す試行錯誤の後、遂にはアルガトロバンに到達したのである。

ところで、本章には有機化学的研究の粋が語られている。とくに、ふかい理解が要求されるかも知れないが、本章を通じて、薬品の分子設計の面白さとわくわくするような興奮を感じられることを期待したい。

（岡本彰祐　記）

世界で国家が認可した薬は何個あるか分からないが、万を下ることはないと思う。しかしながら、この一〇〇年間で新しい概念を持ち、独自性と独創性の高いオリジンとなる薬の数は、世界で五〇〇ぐらいに過ぎないといわれている。

独自性、独創性が高く世界で最初に創られた薬は、画期的新薬と呼び、ピカリと光り輝く新薬という意味合いで、俗称「ピカ新」といわれる。世界の製薬企業は、この「ピカ新」を創り出すために、巨額の研究費と人材を投じて血眼になって競争を繰り拡げている。企業の名声と栄誉を受けるだけでなく、優先的な市場を獲得するために最も効果的であるからである。

ここで述べる抗トロンビン剤「アルガトロバン」（商品名ノバスタン、スロンノン）も「ピカ新」の中に入るものと思っている。一九九一年には、アルガトロバンの研究に対し独創性が高く理論的なアプローチであると評価をうけて、大河内記念技術賞を受賞した。またこの間一連の研究を数報の論文にして米国化学会誌に発表したところ、それぞれ二〇〇余通の別刷り請求が諸外国からあり、抗トロンビン剤の分子設計がことのほか注目されているのを感じた。

画期的新薬「ピカ新」を探求していく上で、最も重要なことは、「テーマの選択」であろう。つまり、何をターゲットにして薬を開発していくかである。最近、酵素やレセプターをターゲットとした薬が多く開発されているが、酵素やレセプターを研究すればどんなものでも薬になるわけではない。病気の原因に深く係わったものだけに限られる。しかし、今現在世の中に知られているほとんどの酵素やレセプ

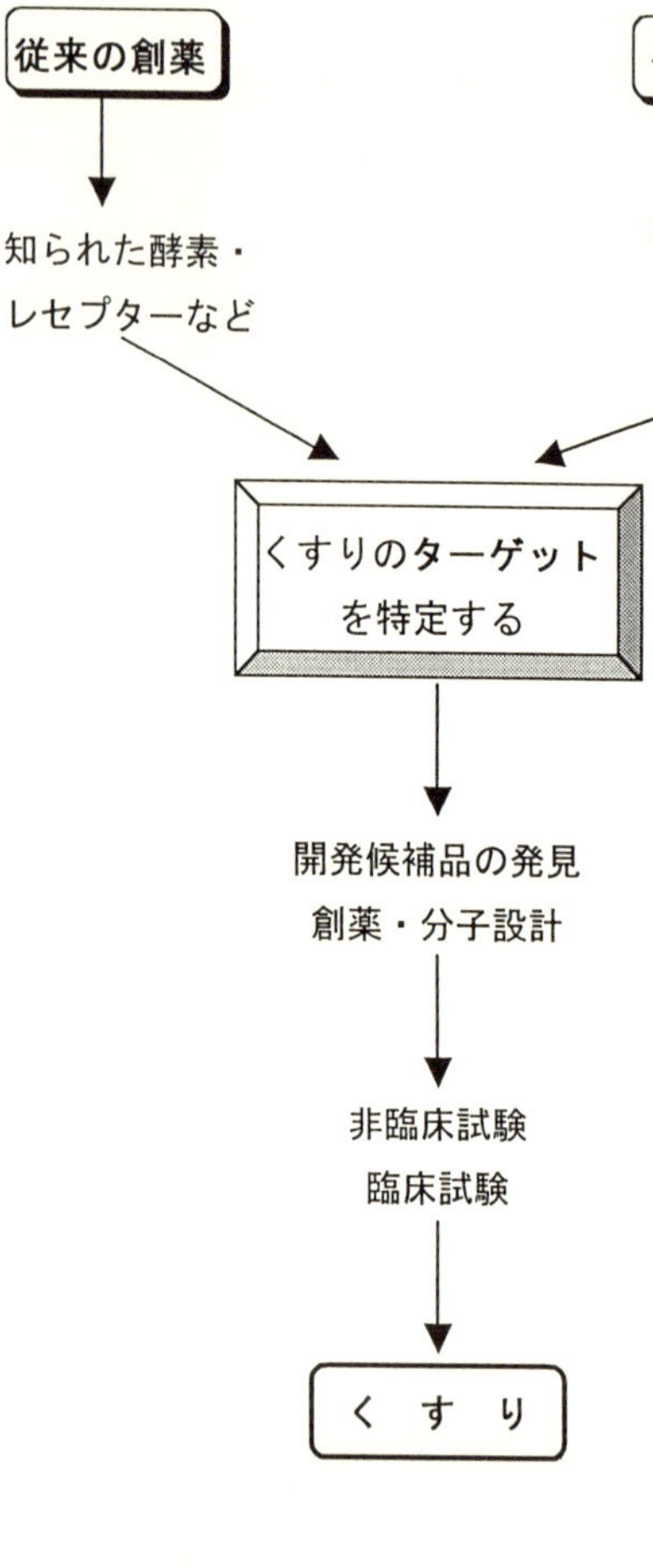

図Ⅲ-1　従来型の創薬とゲノム創薬

ターは世界中で研究し尽くされてしまった感がある。

そこで、期待されているのが、ヒトゲノム解析である。ヒトの遺伝子情報から、病気に携わる遺伝子を解明し、薬の新しいターゲットを見つけようという、いわゆるゲノム創薬である。しかし、この様なゲノム創薬にしろ、従来型の創薬にしろ、ターゲットが特定できれば、分子設計によって開発候補化合物を発見し、非臨床、臨床試験を経て薬にするまでの創薬の道程は同じであろうと筆者は考えている（図Ⅲ–1）。

「抗トロンビン剤」との出会い

「抗トロンビン剤」というテーマとの出会いは、岡本教授との出会いから始まる。

私の勤務先の三菱化成は、一九七〇年に創立三五周年を迎え、記念事業の一端として生命科学分野に進出することを決めた。基礎科学の研究を担う三菱化成生命科学研究所を設立し、同時に医薬事業を担う研究開発部門を川崎市溝の口の中央研究所（57ページ写真）に設置した。

当時、私はある化合物のプロセス検討のプロジェクトに属していたが、一九七二年に研究が一段落するのを機に、新しく設置された医薬合成チームに移った。私は大学では理学部で有機合成化学を専攻し、入社以来も有機合成研究一筋であったので、医薬に係わる専門的知識は皆無といってもよかったが、医薬の研究も有機合成に変わりはなかろうと達観して参加することにした。その時のテーマが神戸大学の岡本教授の提案された「選択的合成抗トロンビン剤の研究」であった。

教授との初対面は、一九七二年の春、溝の口の中央研究所だった。初対面の挨拶もそこそこに、教授は身を乗り出してトロンビンと基質であるフィブリノーゲンに係わる血栓のしくみや、先に開発された抗プラスミン剤（止血・消炎剤）の開発の経緯、外国でのご自身の学会活動の様子など、挨拶に差し出した私の名刺の裏面に万年筆で暗号のような字を重ね書きし、真っ黒にされた。見かねてレポート用紙をお渡ししたら、名刺をポイと屑籠に投げられた。見事に入ったので可笑しかったが、教授はしごく真面目な顔でいられたので笑うのを我慢したのを覚えている。

そして、合成「抗トロンビン剤」が成功すれば、世界初の快挙である、神戸大学と三菱化成が力を合わせれば必ず実現する。使い易い抗血栓剤を世に出せば人類の福祉と治療に多大の貢献をする、というようなことを熱っぽく語られた。

私は医薬の研究開発に長く携わり、様々な業務の中で面倒な問題が生じて大局的な判断を下さねばならない時は、「人類の福祉に貢献できるか否か」を基準において考えることにした。

＊　＊　＊

当時、タンパク質の分子解析の水準は低く、トロンビンの活性中心近傍の立体的構造など分かる由もなかった。しかし、研究が進むに従って、頭の中にそれらの構造（ポケット）がだんだん明確に画けるようになってくると、合成する化合物の活性値はどんどん面白いように上昇していった。

しかし、活性値がいくら強くても「くすり」としての条件を満たしたわけではない。酵素選択性に優れ、副作用や毒性などの安全性が十分に確保され、薬物動態的にも安定であることが必須である。これらの諸問題を解決するのに多くの時間とエネルギーを費やした。幸い、研究担当者はもとより他のグループの研究者たちも献身的にサポートしてくれたお陰で理論的なアプローチによって全てを解決することが出来た。このような研究の末に選ばれた化合物がアルガトロバンである。しかも、アルガトロバンは抗トロンビン剤シリーズで多くの合成された化合物の最終品であるのがこの研究を象徴しているように思われる。また、一歩一歩進めてきた合成化合物の歴史が抗トロンビン剤の開発の物語でもある。

分子設計のための血液凝固系（酵素と基質）

トロンビンは血液凝固系の重要な酵素であり、その基質であるフィブリノーゲンをフィブリンにし、血栓を形成する（図Ⅲ-2）。したがって、本研究のターゲットはトロンビンの酵素反応を阻害して血栓形成を生じさせない物質を創り出すことである。分子設計を考えるために血液凝固系の酵素と基質の関係をごく簡単に述べる。

酵素と基質は複雑な三次元構造をした巨大なタンパク質であり、反応に際しては鍵穴に鍵がピッタリ入り込むように、互いに相補的に結合し複合体を形成する。複合体を形成するや否や、瞬時にカチリと開鍵するように基質の構造は化学的変化をする（図Ⅲ-3）。分かりやすくいえば、酵素

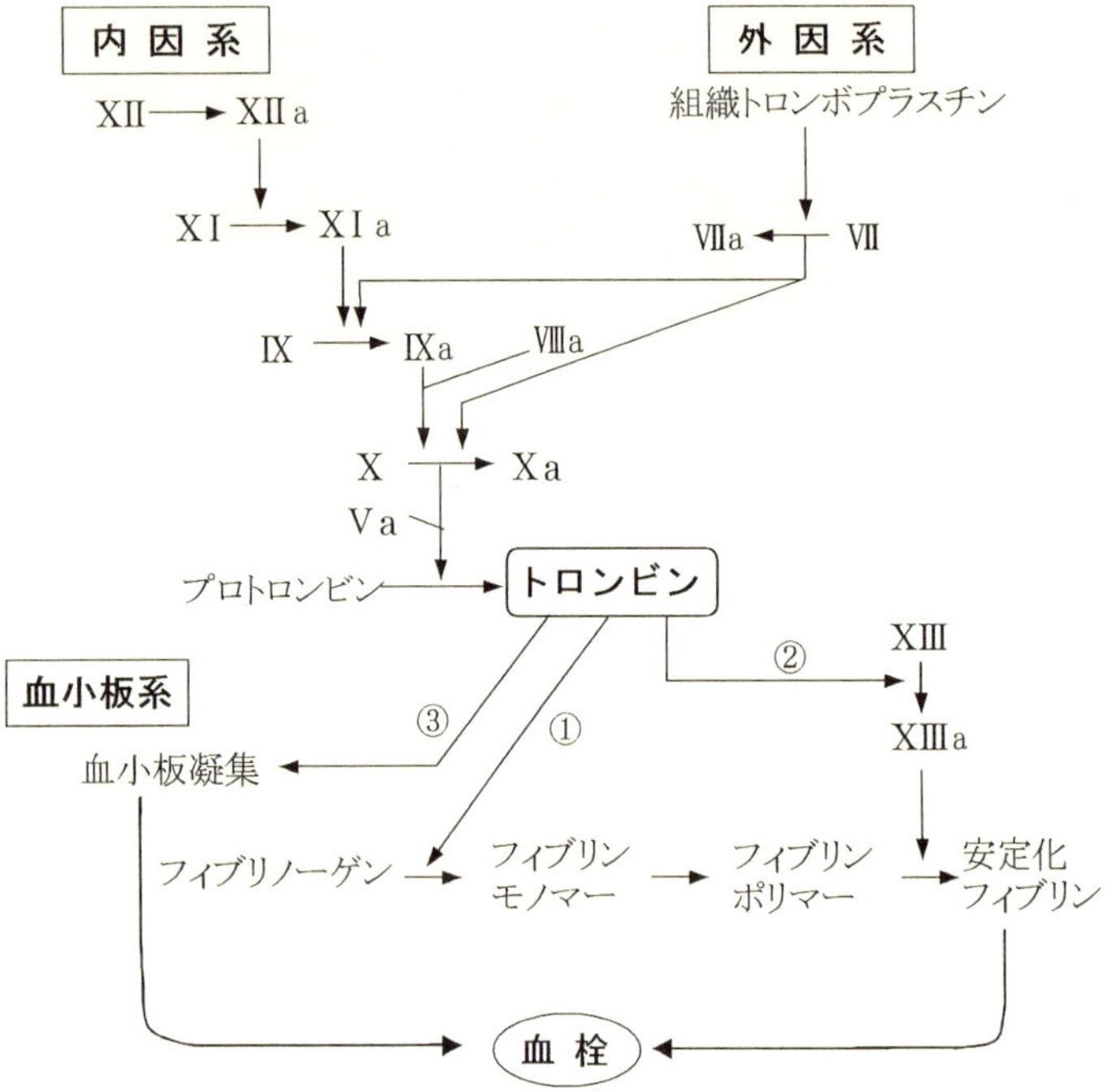

図Ⅲ-2　血液凝固系と血栓生成におけるトロンビンの役割

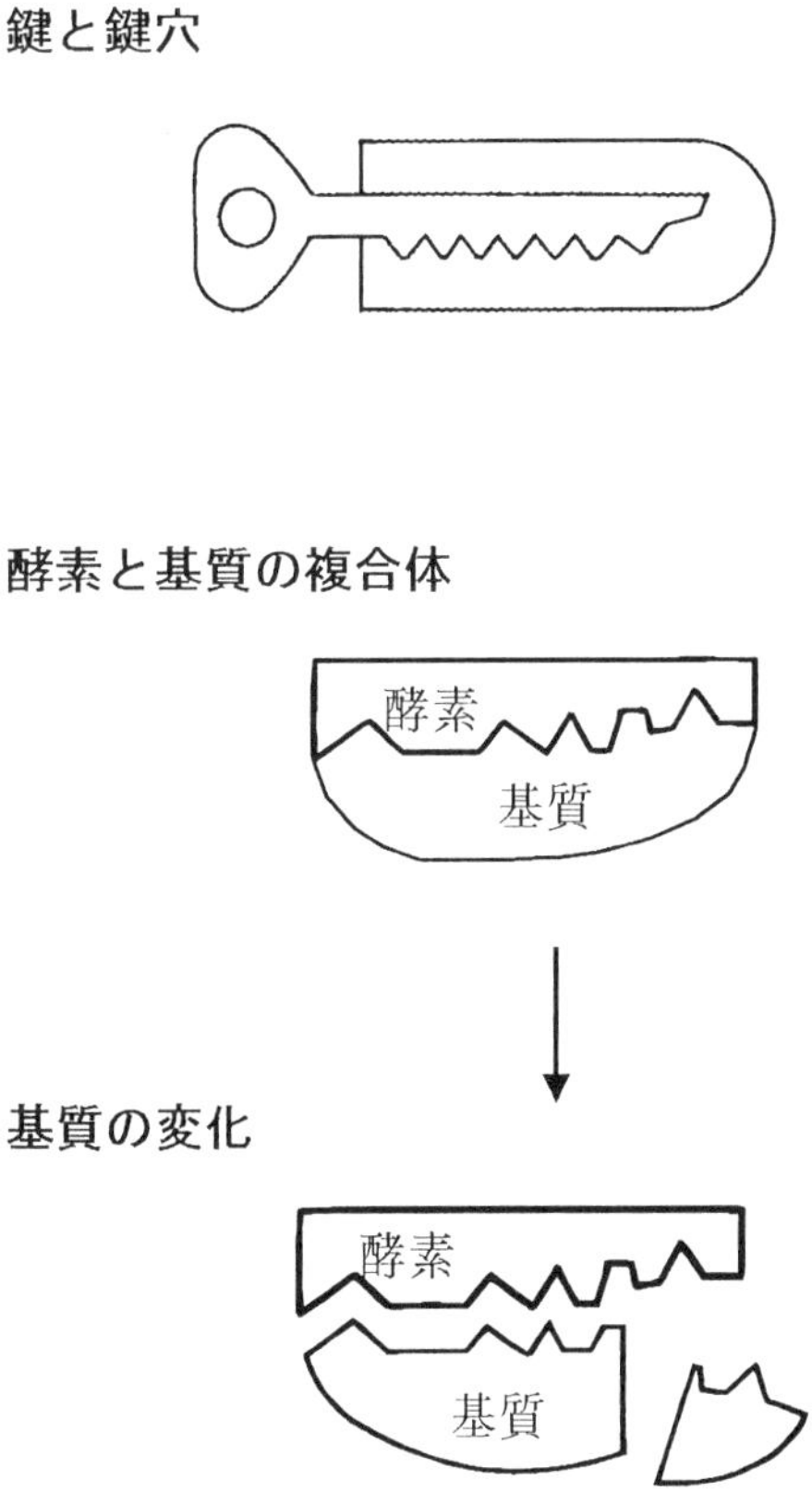

図Ⅲ-3　酵素と基質の関係

（トロンビン）はノコギリやハサミの類で、基質（フィブリノーゲン、XIII因子）は木材や糸のような切ったり、繋いだりする材料である。酵素は通常、不活性体で存在している。丁度、鞘をかぶったノコギリの状態と同じである。生体に異変が生じると鞘が取り払われて刃が現れるように、不活性だった酵素は活性体になる。図III-2でいえば、不活性体XII因子が活性体のXIIaに変化し、ステップを経てプロトロンビンがトロンビンになる。

血管壁が損傷をうけると、ただちに血液凝固系のシステムが始動して、不活性酵素を活性化しながら滝が大河になるように順次数量を増しながら、多量のトロンビンが生成される。次にトロンビンは血液中に溶解して存在するフィブリノーゲンとXIII因子に反応し、フィブリノーゲンを不溶性の巨大分子にかえて損傷部位を覆う。この合理的な増幅機能が酵素、基質反応の特性である。

血中には多種類のタンパク質が無数に存在している。トロンビンはそれらのタンパク質と衝突を繰り返すが、基質であるフィブリノーゲンとXIII因子だけを選んで結合して複合体をつくる。酵素と基質の一番の特性はこの選択性（酵素の基質特異性）にある。これは双方のタンパク質三次元構造の凹凸がピタリと相補的に接合し、エネルギー的に安定な構造をとるためである。

当然、接合部分は疎水性部位同士、親水性部位同士で接着し、（＋）電荷部分は（－）電荷部分と互いにイオン結合で結ばれており、窒素（N）と酸素（O）原子が水素結合で引き合っている。一部位を相互が認識すれば、ファスナーを掛ける様に狂いなく酵素と基質は合体し複合体を形成する

a）アシル化

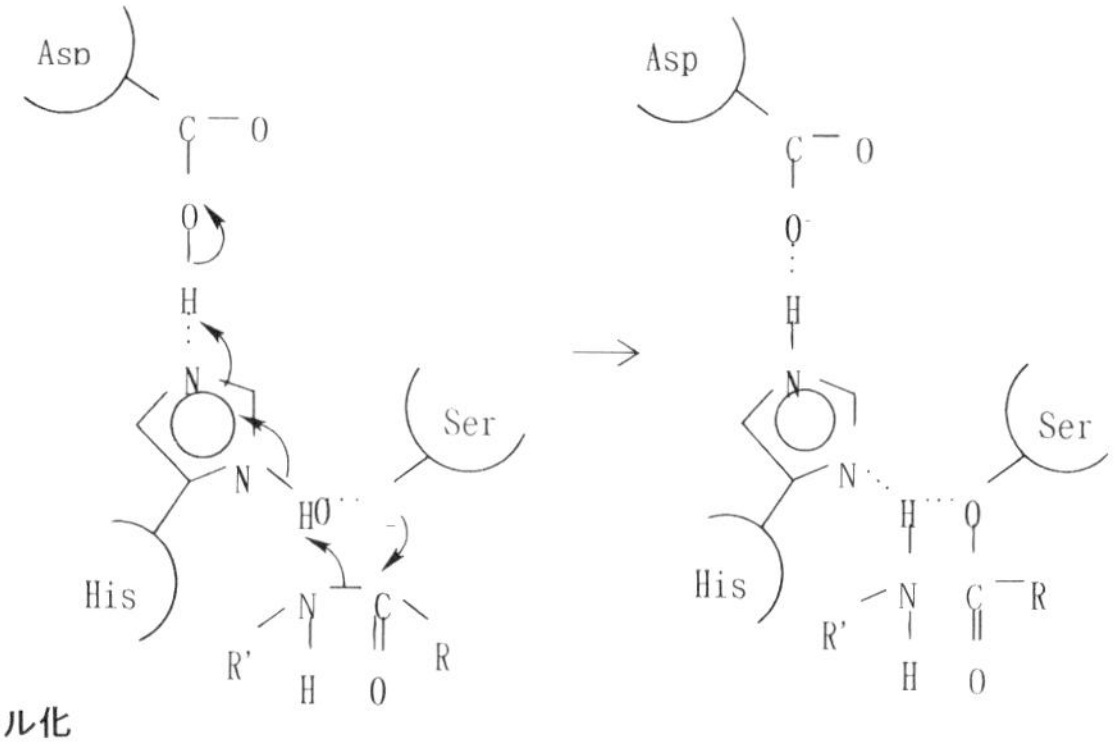

b）脱アシル化

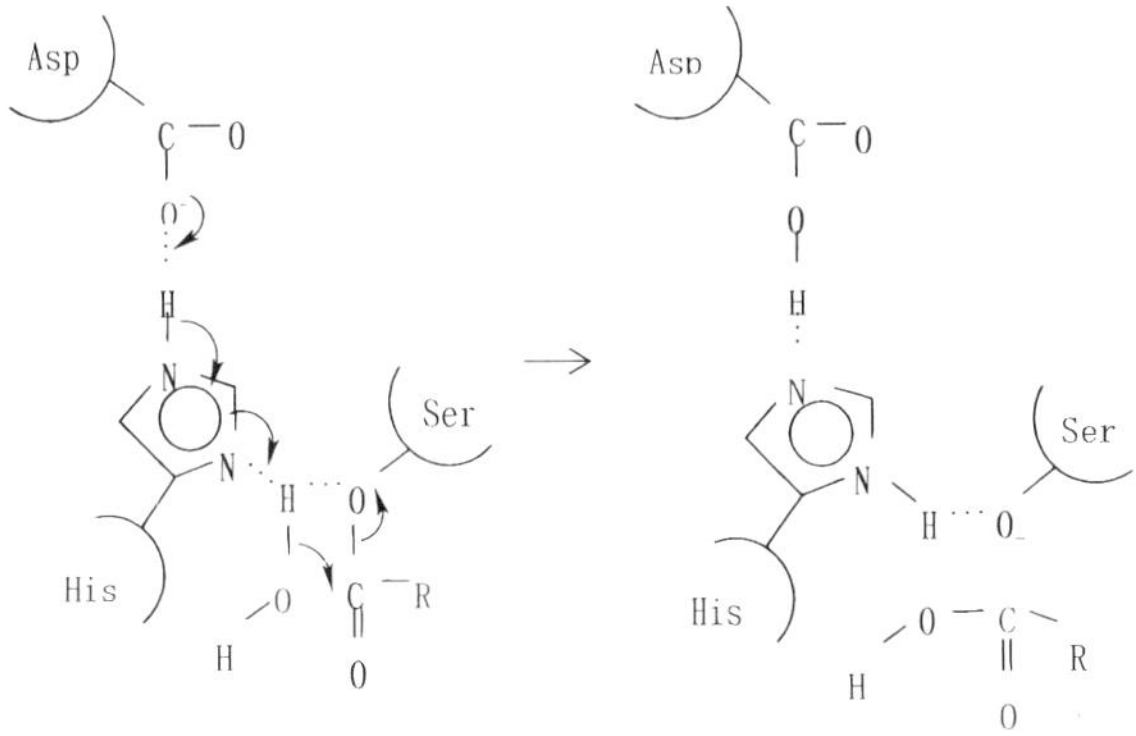

図Ⅲ-4　セリンプロテアーゼによるペプチド結合の加水分解
（電荷リレー　Blowによる）

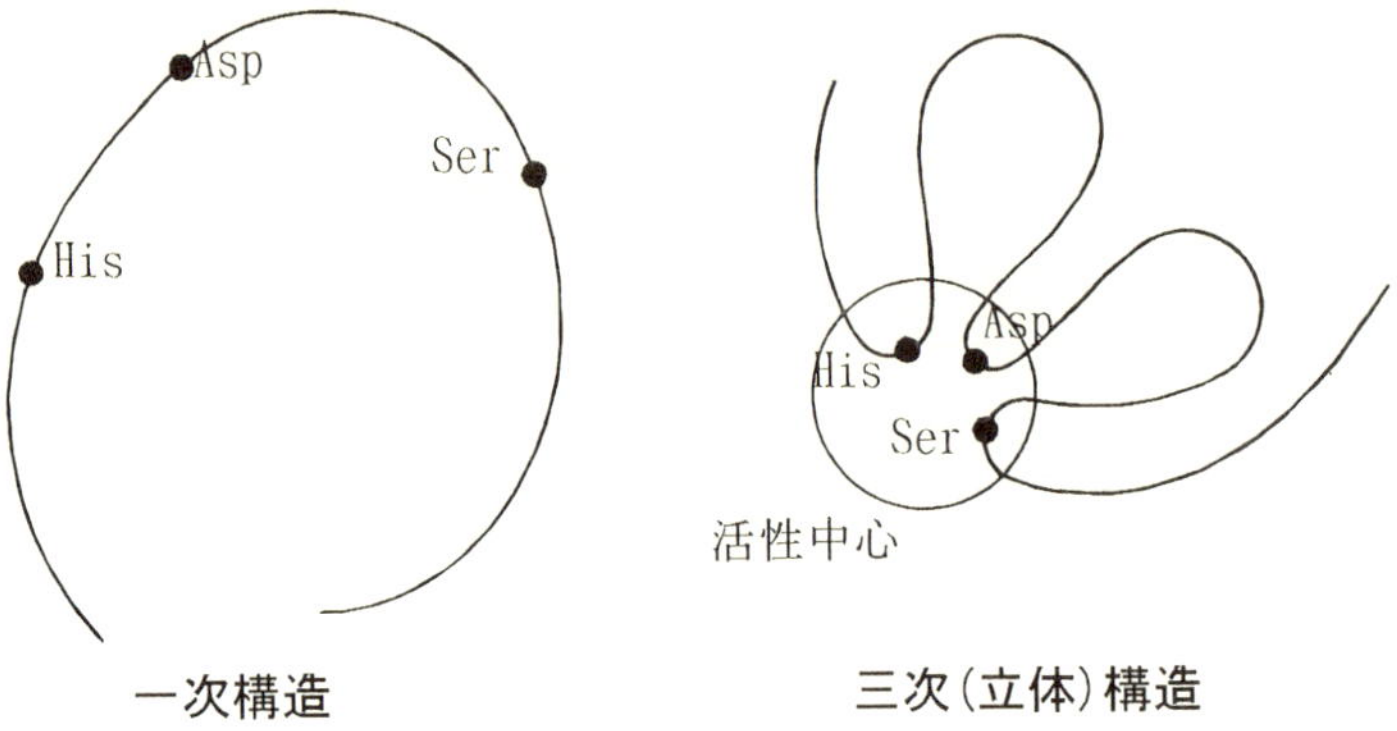

図Ⅲ-5　酵素の活性中心は一点に集まる

と考える。セリンプロテアーゼの加水分解機構はブロー（Blow）によって解明された（図Ⅲ-4）。酵素活性部位はヒスチジン、セリン、アスパラギンの三つの残基で構成されている。この三つの残基は一次構造では互いに遠く離れているが三次元構造（立体構造）では一カ所に集合して基質のターゲット部位と向かい合い、四面体構造を形成し、電荷リレーでまずN端部位が脱離し、水の附加によってC端部位が脱離し加水分解が完了する（図Ⅲ-5）。

酵素は基質特異性が高いのみならず、基質の特定部分だけを加水分解（限定水解という）する。しかも、この反応は極めて精緻で、pH7付近で体温という穏やかな条件で複合体を形成すると瞬時に反応は完了する。

有機合成化学ではまずこの様に基質特異性が高く、かつ効率的な反応を見つけるのは不可能だと思われる。有機合成化学では、強酸あるいは強塩基の存在下で水中で長時間煮沸しなければ加水分解は起こらず、しかもバラバラに分解してしまい限定水解など及びもよらない。

巨大分子の酵素と基質とがつくる複合体は鍵穴の中に、鍵がぴたりと収まった状態と同じと思えばよい。酵素と基質が互いに認識し接合する部分は数多く存在するはずである。特に、酵素の活性中心部位近傍は基質特異性を高めるために特異な形をしたスリットがあり、巧妙な分子配列をしているに違いない。その部分へ親和力が強く、酵素選択性の高い、分子量五〇〇ほどの化合物を創り出すのが本研究の目的である。

酵素と基質が精緻に接合していればいるほど、酵素阻害剤を創り出す手だてがあるように思われる。丁度鍵穴のごく一部に「小さな詰め物」をすれば鍵が入らなくなるように、あるいは時計の歯車のほんの一枚の歯の間に物を詰めると動かなくなるのと同じ道理である。トロンビンの活性中心近傍を標的として、その部分だけに親和力が強く結合する分子量五〇〇ぐらいの化合物を、換言すれば分子量三四万の基質（フィブリノーゲン）よりも親和力のはるかに強い化合物を創り出すことである。分子設計を開始するに当たり分子量五〇〇程度の化合物の基本構造と、トロンビン活性部位の結合部分を幾つにしたら良いかを決めておく必要がある。

接合点を二点にするとハシゴのようで何となく不安定でとても基質の親和力に勝てそうに思えない。三点は三脚と同じ凹凸な場所で接合し易く安定感があり、短期間で接合部を決めることが出来そうに思える。四点では組み合わせが複雑で調整しにくそうである。それ以上になると分子量五〇〇の大きさでは無理である。したがって抗トロンビン剤の分子設計は三カ所で接合する構造体をトリポット（三脚）と名付けて展開することにした。

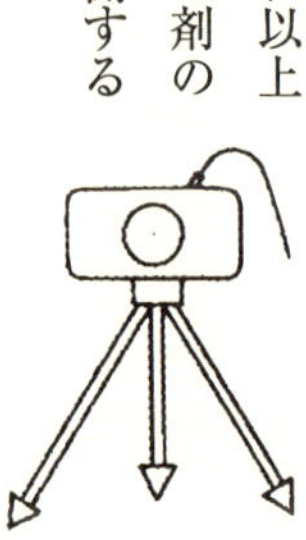

抗トロンビン剤の基本構造と分子設計

創薬研究の面白さは大胆な仮説を立て、それを実証しながら分子設計の根拠をつくりながら進めるところにある。

本研究の場合も酵素と基質の化学反応を基にして大胆な仮説を立てて酵素活性中心近傍のスリットの大きさ、長さ、立体的な構造、及び接合部の結合様式（イオン結合部位、水素結合部位、疎水性あるいは親水性部位）を三脚構造体（トリポット）に当てはめながら抗トロンビン剤の基本構造を導き出すのに集中した。

トロンビンはトリプシン型のセリンプロテアーゼで、アルギニンのC末側を好んで切断する。例えば、基質であるフィブリノーゲンのA_α鎖一六－一七の間、B_β鎖の一四－一五の間、そしてXIII因子の三六－三七の間にあるアルギニン－グリシン結合を限定水解する。つまり、トロンビンの活性中心部位の近くには、基質のアルギニン残基を認識する部位があるということである。（図III－6）

Aα鎖　Ala-Asp-Ser-Gly-Glu-Asp-Phe-Leu-Ala-Glu-Gly-Gly-Gly-Val-Arg[16]┼Gly[17]・・・・・・・・・

Bβ鎖　Pyr-Gly-Val-Asn-Asp-Asn-Glu-Glu-Gly-Phe-Phe-Ser-Ala-Arg[14]┼Gly[15]・・・・・・・・・

ファクターXⅢ　Ser-Glu-Thr-Ser-Arg-Thr-Ala-Phe-Gly-Gly-Arg-Arg・・・・・・・・・-Thr-Val-Glu-Leu-Glu-Gly-Val-Pro-Arg[36]┼Gly[37]・・・・・・・・・

図Ⅲ-6　トロンビンによる基質の切断部位

アルギニンの特徴は、強塩基性基であるグアジニノ基を持つことである。これに対応するのは酵素の活性中心にある強酸性基であるカルボキシル基を持つアスパラギン酸が認識部位であろう。繰り返すとトロンビンの活性部位には細かいスリットがあり、その奥にアスパラギン残基が存在し、基質の切断部分にあるアルギニン残基と強い（＋）－（－）イオン結合を形成する。

トリポット構造体の①には強い陽電荷が必要である。アミノ基（$-NH_2$）、イミノ基（$=NH$）などの有機塩基をつけた化合物で検討したがグアニジノ基（$-NH-C-(NH)NH_2$）に優るものはなかった。したがって①にはグアニジノ基が必須である。

トリポット構造体の②はトロンビンで加水分解されるフィブリノーゲンのA_{α}鎖のアルギニンN端側から九番目のアミノ酸残基が哺乳動物種を問わず図Ⅲ-7に示すように必ずフェニルアラニン残基であることが知られてい

	19	18	17	16	15	14	13	12	11	10	**9**	8	7	6	5	4	3	2	1★	
ヒト				Ala-	Asp-	Ṡer-	Gly-	Glu-	Gly-	Asp-	**Phe-**	Leu-	Ala-	Glu-	Gly-	Gly-	Gly-	Val-	Arg-	OH
チンパンジー				Ala-	Asp-	Ṡer-	Gly-	Glu-	(Gly,	Asp)	**Phe-**	(Leu-	Ala-	Glu-	Gly-	Gly-	Gly-	Val)	Arg-	OH
ゴリラ				Ala-	Asp-	Ṡer-	Gly-	Glu-	Gly-	Asp-	**Phe-**	Leu-	(Ala,	Glu,	Gly,	Gly,	Gly,	Val)	Arg-	OH
オラウータン				Ala-	Asp-	Ṡer-	Gly-	Glu-	Gly-	Asp-	**Phe-**	Leu-	(Ala,	Glu,	Gly,	Gly,	Gly,	Val)	Arg-	OH
フクロテナガザル				Ala-	Asp-	Thr-	Gly-	Glu-	Gly-	Asp-	**Phe-**	Leu-	Ala-	Glu-	Gly-	Gly-	Gly-	Val-	Arg-	OH
シロテナガザル				Ala-	Asp-	Thr-	Gly-	Glu-	(Gly,	Glu)	**Phe-**	Leu-	(Ala,	Glu,	Gly,	Gly,	Gly,	Val)	Arg-	OH
アカゲザル				Ala-	Asp-	Thr-	Gly-	Glu-	Gly-	Asp-	**Phe-**	Leu-	Ala-	Glu-	Gly-	Gly-	Gly-	Val-	Arg-	OH
ミドリザル				Ala-	Asp-	Thr-	Gly-	Glu-	Gly-	Asp-	**Phe-**	Leu-	Ala-	Glu-	Gly-	Gly-	Gly-	Val-	Arg-	OH
ドリル				(Ala,	Asp,	Thr,	Gly,	Glu,	Gly,	Asp,	**Phe)**	Ile-	(Thr,	Glu,	Gly,	Gly,	Gly)	Val-	Arg-	OH
クモザル				Thr-	Asp-	Thr-	Gly-	Glu-	Asp-	Asp-	**Phe-**	Leu-	Ala-	Ala-	Gly-	Gly-	Gly-	Val-	Arg-	OH
フサオマキザル				Thr-	(Asp,	Thr,	Gly,	Glu,	Asp,	Asp,	**Phe)**	(Leu,	Ala,	Ala,	Gly,	Gly,	Gly)	Val-	Arg-	OH
スローロリス		Thr-	Asp-	Thr-	Asp-	Thr-	Asp-	Glu-	Asp-	Gly-	**Phe-**	Leu-	Ala-	Lys-	Gly-	Ala-	Asp-	Val-	Arg-	OH
ラット			Ala-	Asp-	Thr-	Gly-	Thr-	Thr-	Ser-	Glu-	**Phe-**	Ile-	(Ala,	Glu,	Gly,	Gly,	Asp,	Ile)	Arg-	OH
ウサギ				Val-	Asp-	Pro-	Gly-	Glu-	Ser-	Thr-	**Phe-**	Ile-	Asp-	Glu-	Gly-	Ala-	Thr-	Gly-	Arg-	OH
ゾウ					Ala-	Glu-	Thr-	Gln-	Gly-	Asp-	**Phe-**	Leu-	Glu-	Glu-	Gly-	Gly-	Gly-	Val-	Arg-	OH
カンガルー					Thr-	Lys-	Asp-	Glu-	Gly-	Thr-	**Phe-**	Ile-	Ala-	Glu-	Gly-	Gly	(Gly,	Val)	Arg-	OH
フクログマ					Thr-	Lys-	Thr-	Glu-	Gly-	Ser-	**Phe-**	(Leu,	Ala,	Glx,	Gly,	Gly,	Gly,	Val)	Arg-	OH
イヌ				Thr-	Asn-	Ser-	Lys-	Glu-	Gly-	Glu-	**Phe-**	Ile-	Ala-	Glu-	Gly-	Gly-	Gly-	Val-	Arg-	OH
キツネ				Thr-	Asn-	Ser-	Lys-	Glu-	Gly-	Glu-	**Phe-**	Ile-	Ala-	Glu-	Gly-	Gly-	Gly-	Val-	Arg-	OH
ヒグマ				Thr-	Asp-	Gly-	Lys-	Glu-	Gly-	Glu-	**Phe-**	Ile-	(Ala,	Glx,	Gly,	Gly,	Gly,	Val)	Arg-	OH
アナグマ				Thr-	Asp-	Val-	Lys-	Glu-	Ser-	Glu-	**Phe-**	Ile-	Ala-	Glu-	Gly-	Ala-	Val-	(Gly,	Arg)	OH
テン				Thr-	Asn-	Val-	Lys-	Glu-	Ser-	Glu-	**Phe-**	Ile-	Ala-	Glu-	Gly-	Ala-	Ala-	(Gly,	Arg)	OH
ネコ				Gly-	Asp-	Val-	Gln-	Glu-	Gly-	Glu-	**Phe-**	(Ile,	Ala,	Glu,	Gly,	Gly,	Gly,	Val)	Arg-	OH
ライオン				Thr-	Asp-	Thr-	Lys-	Glu-	(Ser,	Asx,	**Phe,**	Ile,	Ala,	Glu,	Gly,	Gly,	Gly,	Val,	Arg)	OH
ウマ						Thr-	Glu-	Glu-	Gly-	Glu-	**Phe-**	Leu-	His-	Glu-	Gly-	Gly-	Gly-	Val-	Arg-	OH
ロバ				Thr-	Lys-	Thr-	Glu-	Glu-	Gly-	Glu-	**Phe-**	Ile-	Ser-	Glu-	Gly-	Gly-	Gly-	Val-	Arg-	OH
シマウマ				Thr-	Lys-	Thr-	Glu-	Glu-	Gly-	Glu-	**Phe-**	Ile-	Ser/Gly-	Glu-	Gly-	Gly/Ala-	Gly-	Val-	Arg-	OH
バク				Thr-	Lys-	Ala-	Thr-	Glu-	Gly-	Glu-	**Phe-**	Leu-	Ala-	Glu-	Gly-	Gly-	Gly-	Val-	Arg-	OH
サイ				Thr-	Glu-	Thr-	Thr-	Glu-	Gly-	Asp-	**Phe-**	Ile-	Ala-	Glu-	Gly-	Gly-	Gly-	Val-	Arg-	OH
蓄牛		Glu-	Asp-	Gly-	Asp-	Pro-	Pro-	Ser-	Gly-	Asp-	**Phe-**	Leu-	Thr-	Glu-	Gly-	Gly-	Gly-	Val-	Arg-	OH
野牛		Glu-	Asp-	Gly-	Asp-	Pro-	Ala-	(Ser)	Gly-	Asp-	**Phe-**	Leu-	Ala-	Glu-	Gly-	Gly-	Gly-	Val-	Arg-	OH

図Ⅲ-7　動物種の違いに拘らずフィブリノーゲンA鎖の9番目に必ずフェニルアラニン残基がある

る。したがってトロンビンには基質のフェニルアラニンを認識し結合する疎水性芳香族環を持つアミノ酸残基が存在し、基質特異性に重要な役割を演じているのではないかと考えた。したがって②には芳香族性の疎水性置換基を選んだ。油には油が混じり合い、水と油は反発しあうのと同じ理屈で疎水性基は疎水性基との間で親和力が働き、疎水性基と親水性基はお互いに反発する。

　トリポット構造体の③はアルギニンのC端側に当たる部分である。狭いスリットがあり、その壁は疎水性構造になっているだろうと大胆な仮説を立てた。それには論理性がないが次のように考えた。

トロンビンは既に何回も述べてきたが極めて基質特異性の高い酵素である。その様な酵素が基質をしっかり認識するための重要な部位は、小さくて狭いほうが都合がよいだろうと考えた。何でもかんでもスポスポ入る様な部位では基質特異性は低くなるに違いない。したがって基質特異性が高ければ高いほど特異な構造物しか入らぬように狭くて、小さなスリットのほうが望ましいのではないかと考えた。

またスリットの中が疎水性構造をしているという仮説は全く当てずっぽうであるが、基質が酵素によって加水分解されると、基質の切断部位はカルボキシル基（$-COOH$）とアミノ基（$-NH_2$）の親水性基に分かれる。したがって疎水性のスリットであれば、反応が終わって出来た親水性基を逸早くはじき飛ばしてスリットの中から出してしまったほうが理屈に合うと考えただけのことである。③は狭い疎水性構造物で囲まれたスリットの中に入り込むには、余り嵩だかくない疎水性脂肪族系置換基が適切ではなかろうかと考えた。

仮説に基づいたトロンビン阻害剤の基本構造体は①グアニジノ基の陽電荷②アルギニンN端側に芳香環置換基（R_1）③アルギニンC端側に疎水性置換基（R_2）の三点がトロンビン活性中心部位と結合するというものである。この仮説に従って分子設計を試みた（図Ⅲ-8）。図Ⅲ-9にトロンビン阻害剤の基本骨格を示す。

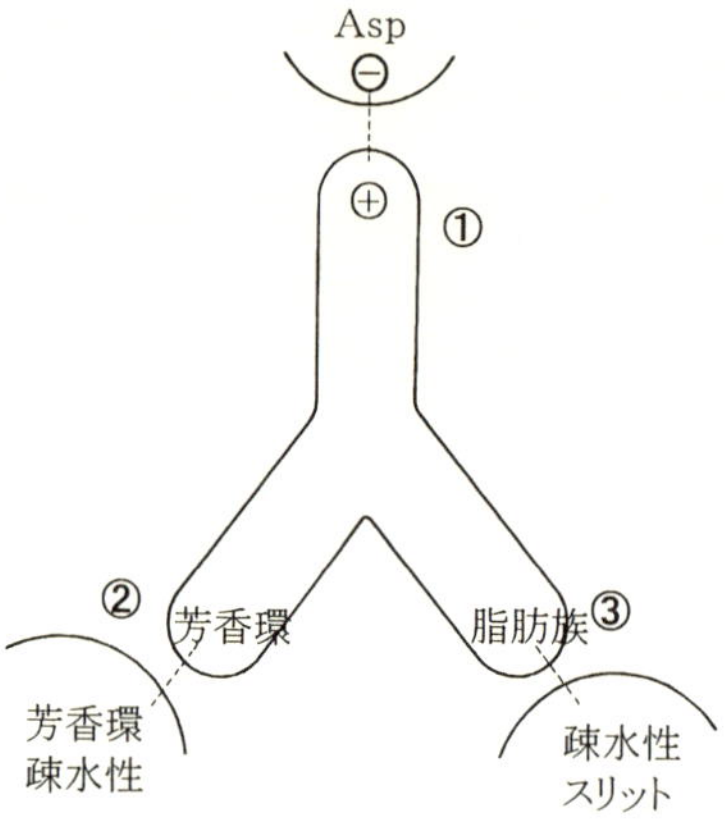

図Ⅲ-8　トリポット構造仮説

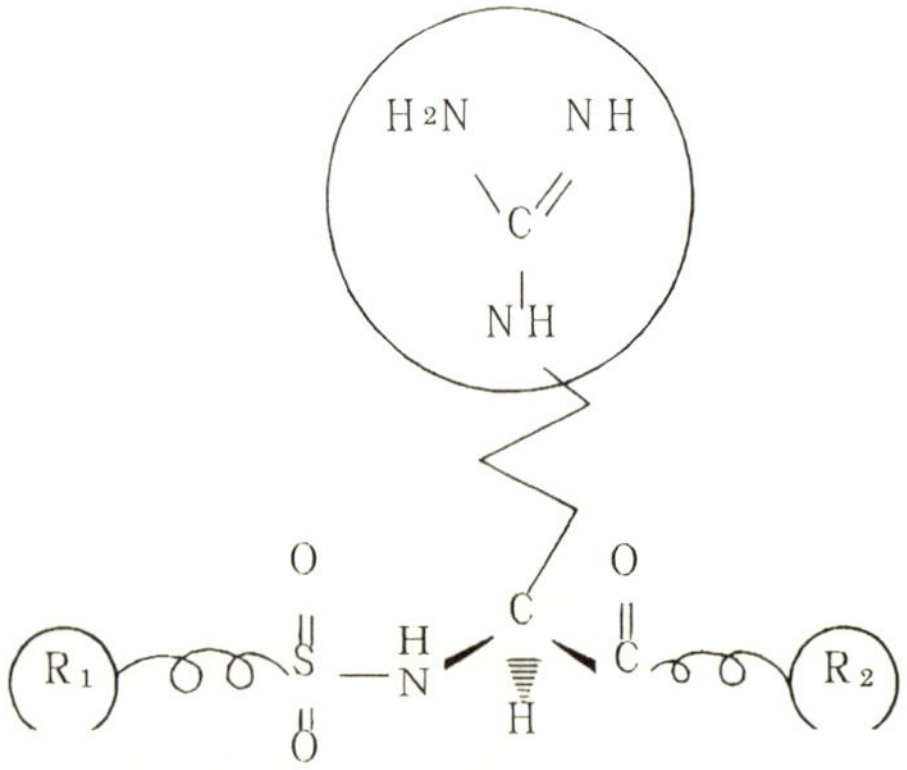

図Ⅲ-9　トロンビン阻害剤の基本骨格

表Ⅲ-1　R_2の構造と阻害効果

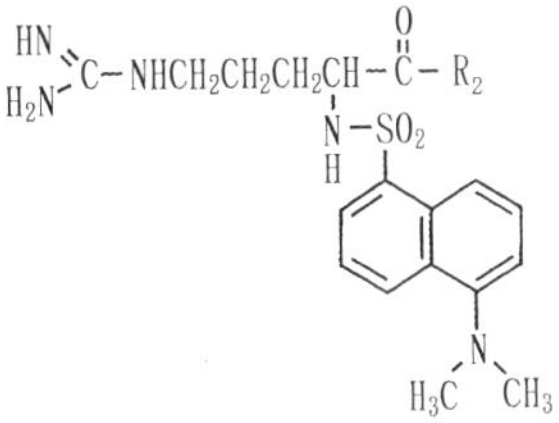

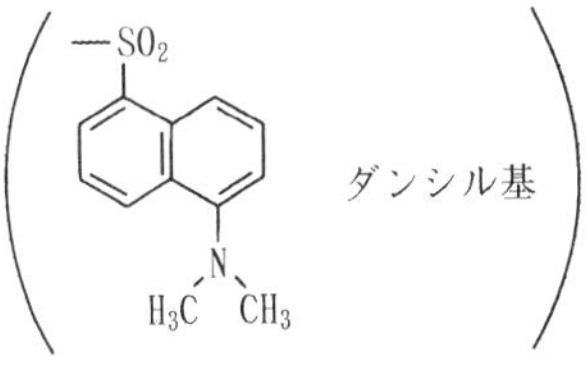

No.	R_2	I_{50} (μM)
1	$-NHCH_2CH_2CH_2CH_3$	2.0
2	$-N(CH_2CH_2CH_2CH_3)(CH_3)$	2.0
3	$-N(CH_2CH_2CH_2CH_3)(CH_2CH_3)$	50
4	$-N(CH_2-CH_2)(CH_2-CH_2)CHCH_3$（環状）	0.3

トロンビン阻害剤効果はフィブリノーゲン溶液にトロンビンを加えて凝固するまでの時間を指標にして測定し、阻害剤を加えてその凝固時間を二倍に延長するのに要する濃度（I_{50}）を求めて効果を評価した。I_{50}値が小さいほど阻害剤の効果は強いことになる。

R_1がトシル基では活性体が弱いのでダンシル基を選んだ。まずR_1をダンシル基で固定しておきR_2の最適化を図った。R_2が結合すると考えられるトロンビン部位は疎水性の壁で囲まれた狭いスリットである

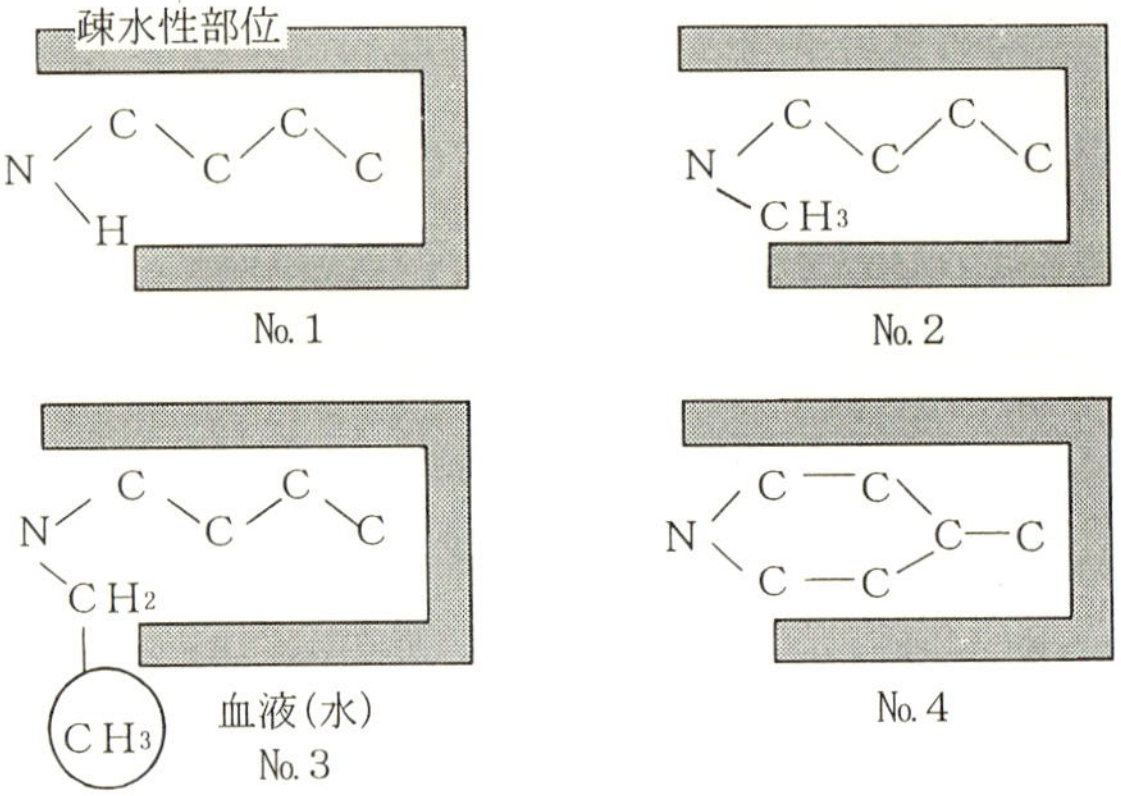

図Ⅲ-10　トロンビンのスリットの模式図

という仮説を立てた。

結果を表Ⅲ-1に示すと、予想していた通り№1の炭素鎖四の長さが最も高い活性値を示した。炭素鎖は長くても短くても活性は低下する。また二級アミンの№2もやはり№1と同じ活性値を示すが№3のエチルブチルアミンになると減弱する。

№2と№3の結果が後で述べる毒性の低減化を考える上で大いに役立った。№2を環状体の№4にすると活性値は飛躍的に高くなった。

この四つの結果からR_2に相当するトロンビンのスリットは炭素数四に当たる奥のところに壁があり、しかも疎水性の狭い壁に囲まれている。№3ではスリットの中に入れなくなりCH_2CH_3の疎水性基が血液（水）側に出てしまうため、水の中に油を入れたような状態になり反発されてしまう。R_2部分が入り込むスリットを模式的に書くと恐らく図Ⅲ-10のよ

表Ⅲ-2　R_1の構造と阻害効果

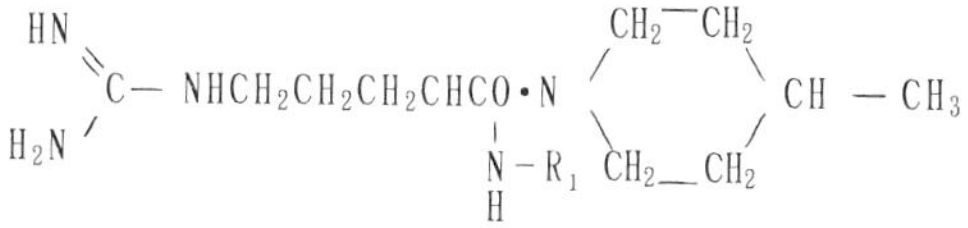

No.	R_1	I_{50} (μM)
5	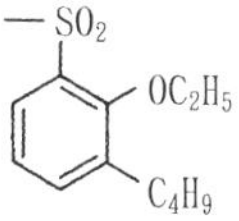	0.15
6	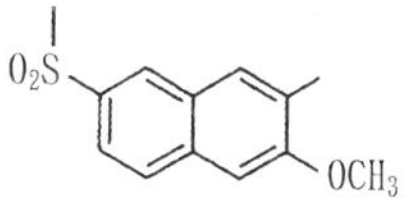	0.2
7	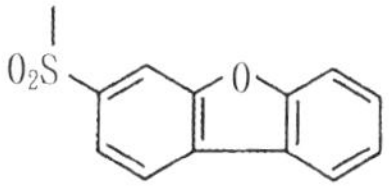	0.3

うになっていると考えられる。

R_2の構造は№4の4-メチルピペリジンが最も強い阻害活性を与えることが分かったので、R2を4-メチルピペリジンで固定しR1の構造の最適化を探ることにした。

R_1はスルホニルアミド結合である限り、ベンゼン環、ナフタレン環、3員環の複素環であっても活性値はR2を変換するのに比べると活性値に対する影響は少ない（表Ⅲ-2）。

スルホニルアミド（-SO2NH-）をカルボニルアミド（-CONH-）やメチレンアミン（-CH2NH-）にすると活性値は殆ど消失してしまうことが実験で分かった。

したがってR_1の最適化は後まわしにし、最終的に薬を仕立てる段階で安全性、有効性、体内動態、副作用、製剤処方などを検討し、バランスを考慮した上で化合物を選ぶことにした。

トロンビン阻害剤の基本構造はほぼ仮説通りであったが、合成した殆どの化合物は医薬品として適用するには急性毒性値が強いという問題点があった。

例えば、R_1をダンシル基、R_2として4-メチルピペリジン基を持つ化合物（No.4）のマウスのLD_{50}は静脈内投与で五～一〇ミリグラム／キログラムであった（マウスの静脈に五～一〇ミリグラム／キログラム即ちマウスの体重を二〇グラムとすれば〇・一～〇・二ミリグラムに相当する量を投与するとちょうど半数のマウスが死亡し、半数は生き残っている時の値をLD_{50}という）。したがってLD_{50}は数値が大きくなればなるほど毒性は弱いことになる。

トロンビン阻害作用のある化合物は、全て毒性が強いものではないかという疑問に対し、他の実験ではっきり否定する事が出来たので低毒化の研究を開始した。

毒性低減化に関しても仮説を立てて研究を進めた。R_2はアルキル基に親水性基（$-COOH$）を結合した化合物No.8（$-NHCH_2COOH$）は毒性が極めて弱いがトロンビン阻害作用も殆どない。疎水性のスリット中へ親水性基が入る筈がないので当然である。

No.9（$-NHCH_2CH_2CH_2CH_3$）はI_{50}が五マイクロモルで阻害活性はあるが毒性は極めて強い。No.3ではI_{50}が五〇マイクロモルと阻害活性はなくなる。これはスリットの中にエチル（$-CH_2CH_3$）基が入りきらず先端のメチル（$-CH_3$）が血液へはみ出してしまい、しかも疎水性基であるので反発するためであることは先に述べた。

スリットからはみ出した疎水性基のメチル（$-CH_3$）に換えて親水性基のカルボキシル（$-COOH$）を導入すると活性を残したまま毒性だけが弱くなるのではないかと考えた。

早速、R_2として$-N(CH_2COOH)CH_2CH_2CH_3$（No.10）と4-メチルピペリジン-2-カルボン酸（No.11）をつくると活性値は同等に強く急性毒性は五〇〜一〇〇倍以上弱くなった。トロンビン阻害活性を保持したまま低毒性化に成功した。

この低毒性化の研究が本研究の大きな山場であった。しっかりした証明はしていないがその理由は次のように考えられる。中枢神経系に係わる酵素にシュードコリンエステラーゼがあるが、カルボキシル（$-COOH$）基を導入していない基本構造体は、トロンビンとほぼ同等の阻害作用を示した。双方の酵素ともに活性中心の構造が類似しているためと考えられる。カルボキシル（$-COOH$）基の導入によってシュードコリンエステラーゼには全く反応せず、トロンビンだけを強く阻害し、毒性値を低減化した。これはスリットの両壁がトロンビンより深くなりカルボキシル（$-COOH$）基がスリットの外に出なくなったためと考えた（図Ⅲ-11）。カルボキシル（$-COOH$）基を導入することで酵素選択性を高め、毒性の原因であった抗シュードコリンエステラーゼ作用を取り除いたのが

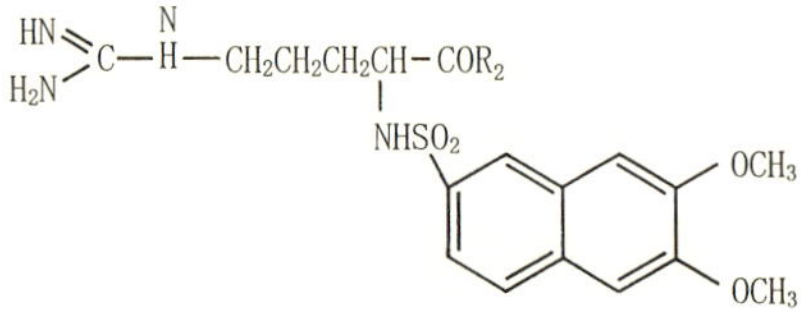

No.	R_2	I_{50} (μ M)	LD50 mg/kg in mice *i.v.*
8	$-NHCH_2COOH$	–	> 500
9	$-N(CH_2CH_2CH_2CH_3)(H)$	5	5〜10
10	$-N(CH_2CH_2CH_2CH_3)(CH_2COOH)$	3	550
12	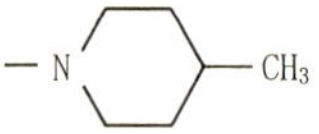	0. 3	5〜10
11	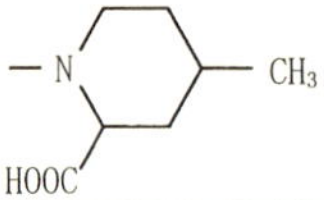	0. 4	340

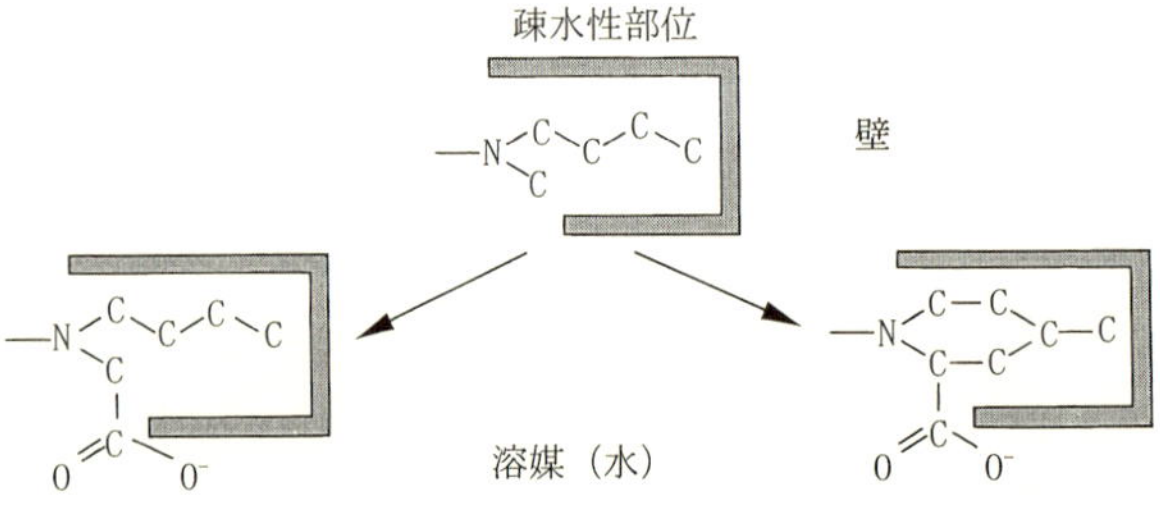

図Ⅲ-11　COOH基の導入による低毒性化とスリット結合想定図

成功した理由である。

トロンビン阻害剤を分子設計していく中で活性値は元のままに残し、毒性値だけを低くするのに成功したのは、本研究成果の中での白眉であった。ものを創る面白さを身をもって感じた出来事であった。

高活性体だけを追い求めるのではなく、活性値の低いものに対しても「何故低くなったか？」の原因と理由を考えることが大切である。そして新しい発想や仮説を立てたものはすぐさま合成して証明することである。分子設計をする上で大切なことは「何故だろう」と考えることと、それを支える有機合成の技術力が伴わなければならない。思いついた構造を手早く合成する技術力がないと、思考が枯渇するか、考え方が片寄ってしまい、あげくは中止せざるを得なくなることもある。

アルガトロバンの創製の項で述べるがR_2の中で最も強い活性値を与える（2R、4R）-4-メチルピペリジン-2-カルボン酸の簡単な合成法を見つけたのも成功の一因になっている。ここでは省略するが、アルガトロバンの2R、4R体をつくる最も適した自慢の合成法である。

R_2に2R、4R体を固定し、再度薬としてバランスのとれたR_1の芳香環置換体を選べば合成抗トロンビン剤の創製研究が最終段階に達したことになる。

アルガトロバンの創製

低毒性で高活性のトロンビン阻害剤のR_2は、4-メチルピペリジン-2-カルボン酸に決まったので、さらにR_1の構造を変換することにより最適化を行った。多環式芳香環やアルコキシ基が置換したベンゼンスルホニル基を持つ化合物など多くの化合物を評価した結果、3-メチル-1、2、3、4-テトラヒドロキノリンスルホニル基が最も優れていた。3-メチル-テトラヒドロキノリンは厚みでトロンビンの芳香環とファンデールワールス相互作用により複合体の安定性を増すものと考えた。

一方、R_2の4-メチルピペリジン-2-カルボン酸は四つの光学異性体からなっている。それぞれの光学異性体を分割し、四種類の化合物を合成してトロンビン阻害効果を検討した結果、2R、4R体が最も強い効果を示した（表Ⅲ-3）。実は、私は合成する前から2-カルボキシル（COOH）基はaxial配位し、4-メチル（CH_3）基はequatrialに配位するに違いないと考えていたので結果は予測した通りだった。そこでX線結晶解析で絶対配座をきめる前から2R、4R体の工業生産に適した製造法の検討を前述したように既に始めていた。

上の四つの光学異性体がトロンビンのスリットに結合した模式図（図Ⅲ-12）で書き直すと分か

表Ⅲ-3　4-メチル-2-ピペリジンカルボン酸部の立体構造とトロンビン阻害効果

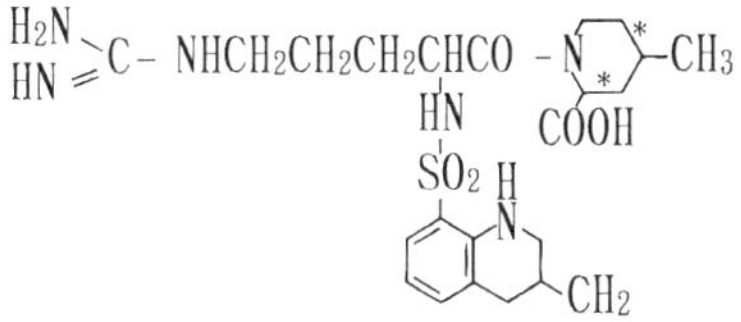

No.		立体構造	Ki（μM）
13	（2*R*, 4*R*）	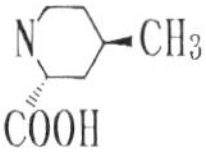	0.019
14	（2*R*, 4*S*）	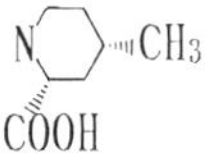	0.24
15	（2*S*, 4*R*）	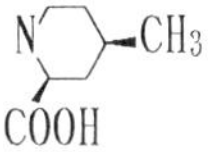	1.9
16	（2*S*, 4*S*）	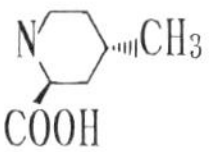	280

りやすくなる。

模式図を見るとNo.13の疎水性部分がスリットの中にぴったりと入り、カルボキシル(-COOH)基は血液（水）側に配向しているので最も強い阻害効果を示す。No.14はスリットの中で疎水性のメチル基一個分だけ疎水性相互作用が減弱するものと推定した。No.15とNo.16は親水性基のカルボキシル（-COOH）基がスリット内に向き、No.16は立体障害が顕著でトロンビンとの結合力が最も低くなると考えた。

数多く合成したトロンビン阻害剤の中から最終的に高活性、

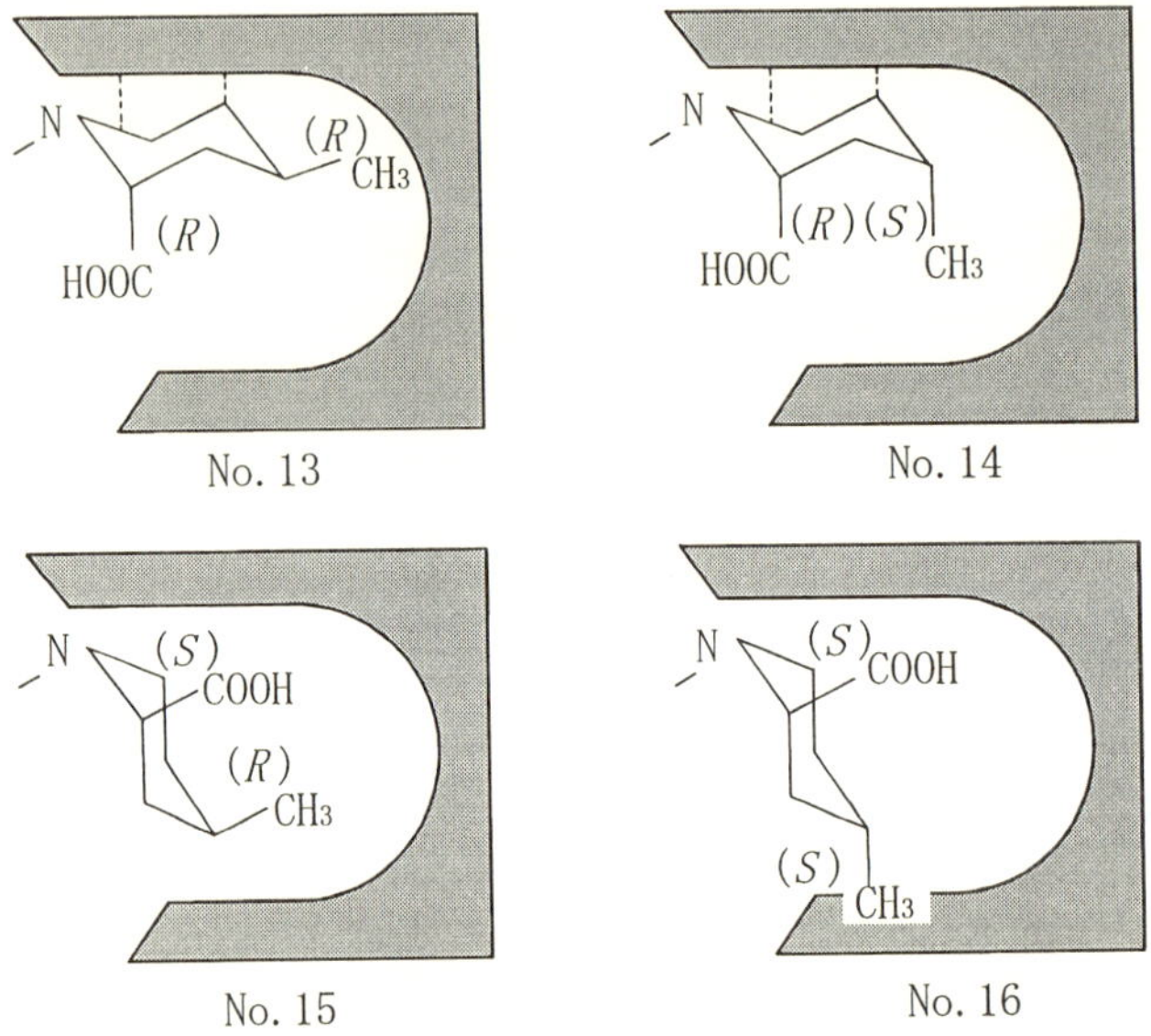

図Ⅲ-12　トロンビンの活性部位への4-メチル-2-ピペリジンカルボン酸の光学異性体の結合模式図

低毒性でしかも薬物動態的検討及び副作用発現の検討を加えた上、最も「くすり」としてバランスのとれたR_1に3－メチル－1、2、3、4テトラヒドロキノリンスルホニル基、R_2に4（R）－メチルピペリジン－2（R）－カルボン酸を選び、アルガトロバンと名付けた（図Ⅲ－13）。

3－メチル－テトラヒドロキノリン環の3－メチル置換炭素にも不斉体がある。この部分のR体とS体は六五対三五の割合で存在しているが、R体とS体の活性値は殆ど差がないので分離はしないことにした。

アルガトロバンはヒトトロンビンに対し三九ナノモルのKi値を示す強力か

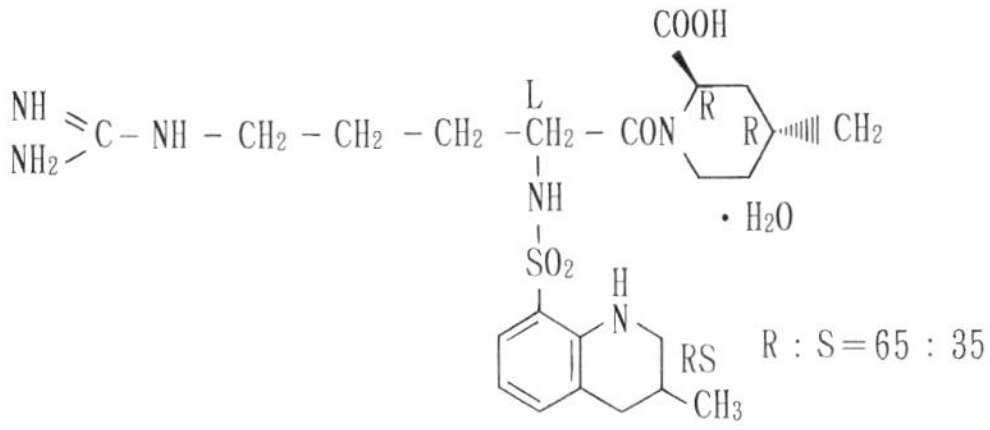

化学名：（２Ｒ，４Ｒ）-４-メチル-１-〔Ｎ²-（（ＲＳ）-３-メチル-１，２，３，４-テトラヒドロ-８-キノリンスルホニル）-Ｌ-アルギニル〕-２-ピペリジンカルボン酸-１水和物

図Ⅲ-13　アルガトロバンの構造式

つ可逆的トロンビン阻害作用を有している。しかもその阻害作用はトロンビンに選択的であり、ファクターXaなどの他の凝固因子を阻害しないばかりでなく、線溶系の酵素であるプラスミンやプラスミノーゲン活性化酵素（t-PA, u-PA）を阻害しないので抗血栓剤としては理想的な選択的抗トロンビン剤である（表Ⅲ-4）。またマウスのLD_{50}は腹腔内投与時で四七五ミリグラム／キログラムと極めて低毒性である。

アルガトロバンは図Ⅲ-14に示すようにトロンビン阻害効果を①、②、③の箇所でそれぞれ発揮する。③の血小板凝集阻害作用については記述するのを省いたが、強い阻害作用が認められた（図Ⅲ-14）。

トロンビンの作用を止める薬剤としてヘパリンがある。ヘパリンは硫酸基を多く含む分子量六〇〇〇〜二万に分布するムコ多糖であり、動物（ブタ）臓器から抽出される。そのトロンビン阻害作用は直接的なもの

表Ⅲ-4　トロンビン阻害の選択性

酵　素	Ｋｉ（μM）
トロンビン	0.039
ファクターＸａ	210
プラスミン	800
カリクレイン	1500
トリプシン	5.0
ｔ－ＰＡ	210
ｕ－ＰＡ	＞1700

でなく、血液中に存在するアンチトロビンⅢと結合し、その反応性を高めることによるものである。しかも、その阻害作用はトロンビンに限られたものではなく、他の凝固因子の多くのものを阻害し、高濃度では線溶系の酵素であるプラスミンも阻害するなど選択的なものでない。したがって、ヘパリンは生成した血栓を溶解するプラスミン作用も阻害してしまうので理想的な抗血栓薬とはいいがたい。その点、アルガトロバンは線溶系の重要な酵素であるプラスミンに対し阻害作用が殆どないので秀れた血栓治療薬といえる。

アルガトロバンとトロンビンの複合体をX線結晶解析した結果、複合体の結合部位の詳細な立体的な構造が明らかになった。分子設計を考えるために立てた仮説が細部にわたりほぼ正しいことが証明された。

トリポット構造体の①のグアニジノ基の陽電荷はスリットの中に頭を突き込んだ様にしてアスパラギン（189）（トロンビン一八九番目にあるアミノ酸残基）の陰電荷とイオン結合し、

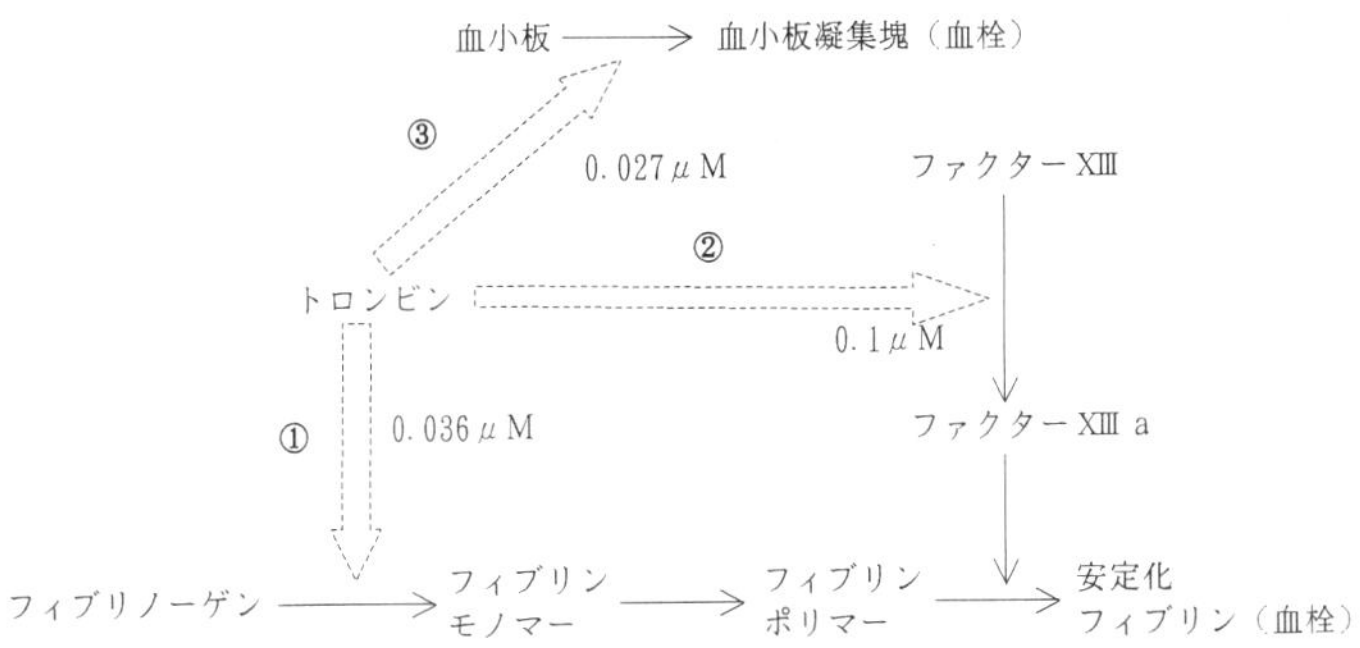

図Ⅲ-14　アルガトロバンのトロンビン阻害効果

トリポット②の1、2、3、4‐テトラヒドロキノリン環部分はトリプトファン（215）の芳香環と直交するようにポケットに納まり疎水性相互作用している。活性、選択性に最も重要なトリポット③の4（R）‐メチルピペリジン部分は、トロンビンの疎水性ロイシン（99）とトリプトファン、チロシンが壁となり、炭素鎖四に相当する長さに当たる奥にはヒスチジン（57）がある。疎水性スリットにぴったりと納まりR配位を持つ2位のカルボキシル（‐COOH）基は予想していた通り溶液（血液）側に配向している。更にアルガトロバンのアルギニンの不斉炭素部位（‐NH‐CH‐CO‐）はグルシン（216）と逆平行に水素結合しておりアルガトロバンはトロンビンに正確には四点で結合している。

　最後にトロンビンの活性部位へアルガトロバンが結合したシミュレーションの模式図（図Ⅲ‐15、図Ⅲ‐16）を示しておく。

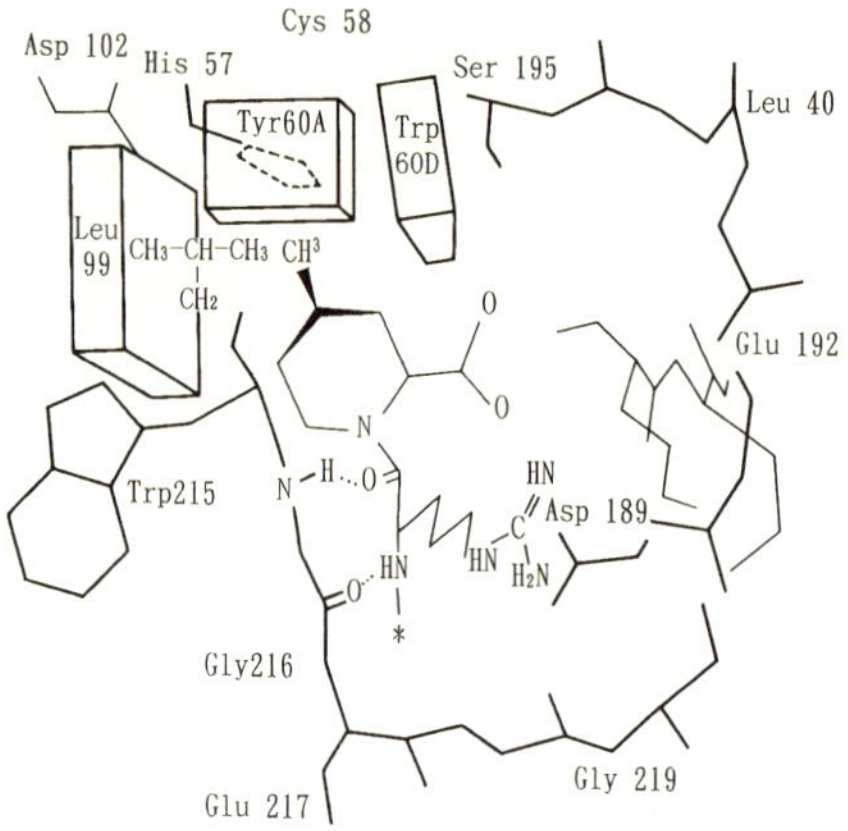

図Ⅲ-15　トロンビンの活性部位への4-メチル-2-ピペリジンカルボン酸部の結合シミュレーション

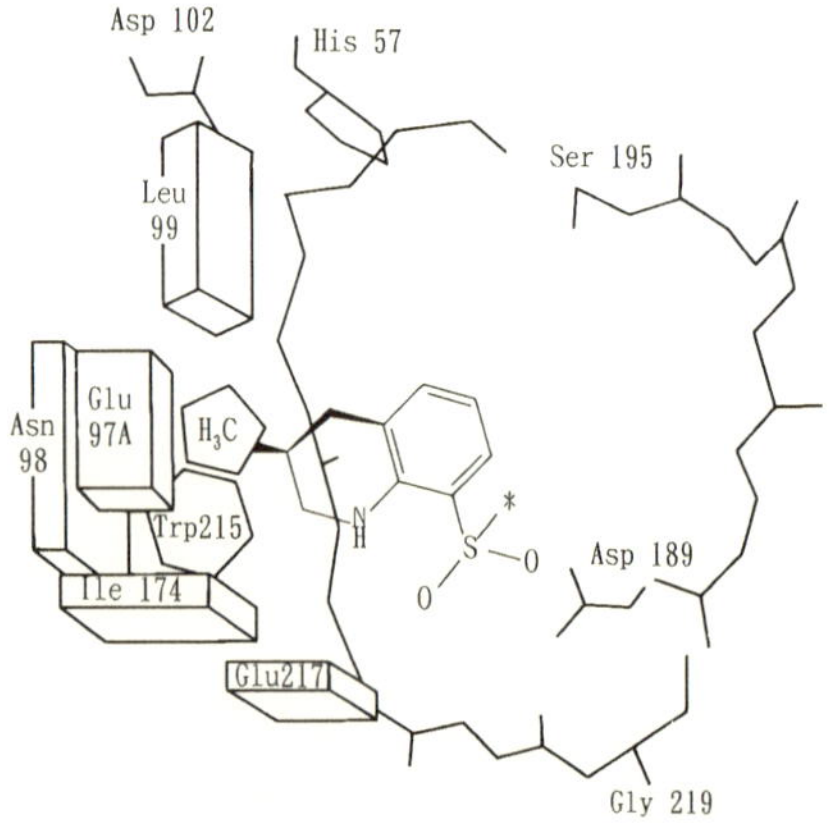

図Ⅲ-16　トロンビンの活性部位への3-メチル-1,2,3,4-テトラヒドロキノリン部の結合シミュレーション　＊(N-S 結合)

創薬今昔

抗トロンビン剤の研究は記述したストーリー通りに進行し、アルガトロバンを合成して分子設計の研究は終了した。これは全く稀有なことである。振り返れば想い出も多い。

毒性低減化の基本構造が明確になった日、大きな山場を乗り越えた感動があたかも「くすり」を創り終えてしまった気分にまで高揚してしまい祝杯をあげたものだ。

このあたりになるとトロンビン活性中心近傍のスリット内部の三次元構造が手に取るように分かるようになっていた。したがって、アルガトロバンのC-端にある4-メチルピペリジン-2-カルボン酸の立体配座も、一年後にX線解析で確認される前に2R、4R体であると確信していた。後は「くすり」としての薬効、安全性、剤形処方、製造法などの詳細な詰めの研究を行うだけになった。

今一つ、鮮明な記憶に残っているのは、アルガトロバンの毒性試験に供するために、チームの研究者が総出で一週間徹夜して、数百リットルの反応釜を使って数キログラムのサンプルをつくったことがある。白々と夜が明ける頃、少量の結晶の種子を釜の中に投げ入れると、キラキラと光ったアルガトロバンの結晶が湧き出るように析出してきた時の感動は終生忘れられるものでない。

抗トロンビン剤の合成チームは私以外殆ど新人か二、三年の若いキャリヤーで構成されており、多い時でも五人であった。当時医薬部門は拡張期であったので、新設した診断部門や本社の開発部門に移籍したり、米国出張所に転勤したりで、目まぐるしく研究者が移動するので研究の進捗を妨げ困り果てたことがある。そんな中でもチームは不思議に意気軒昂としていた。抗トロンビン剤の基本構造を決めてからは、個人の発想を重視する研究を推奨したせいか、多く発見や面白い知見が得られた。分子設計に携わる研究者は合成技術が水準以上のものほど新しい発想や構造変換に係わるアイディアは出るように思われる。新しい思いつきやアイディアが浮かんだら必ずすぐに実践、実行に移す姿勢を大切にした。

創薬の分子設計を卑近な例に喩えると、針金一本で鍵穴の内部の様子を探りながら開鍵してしまうピッキングによく似ている。合成研究者は目に見えない標的タンパク質であるトロンビンと「くすり」が接合する部位近傍の三次元構造を洞察しながら、その部位にフィックスする化学構造式を描かねばならないので、芸術的な感性を求められる。米国では創造性を高く評価しメディカルケミストの給料は高いと聴く。

最近膨大な数の化合物ライブラリーが入手できるようになった。一〇万、二〇万が一〇〇万になり今では三〇〇万検体になるともいわれる。分子設計に入る段階で、この膨大な検体をロボット・アッセイ（ＨＴＳ）でスクリーニングする方法が大流行している。四、五台のＨＴＳから超スピードで薬効データが吐き出されてくるのを目の当たりにすると、ピカ新の候補化合物が難なく出てくるような錯覚に陥る。当たらないといわれる宝くじでも、必ず三億円の当たりくじが一〇本や二〇本入っているので、すべてを購入すれば必ず当たる保証がある。しかし、ＨＴＳは無作為に無限級数的に測定するシステムとしては素晴らしい器械だが、膨大な試薬の中に「くすり」そのものが混ざっている可能性はまずない。従って、ＨＴＳは「くすり」に導くとっかかりになる化合物（ヒット化合物）を見つけるのに使用されるようになってきた。

複数のヒット化合物の中から選んだものの化学構造を変換して活性値を一〇〇倍、一〇〇〇倍上げるのは至難の業である。まず一〇倍ぐらいのところを堂々巡りするのが落ちである。本研究の抗トロンビン剤のように最初から酵素と基質の反応に着目して、アルギニンを基本骨格に定めた理論的アプローチと違い、無作為に選ばれたものとは基本的に異なっている。ＨＴＳシステムではアルギニンは無作用化合物として破棄されて基本骨格にならなかっただろう。

二一世紀を境に創薬研究のプロセスが大きく変革しつつある。これまでの多くの創薬研究の対象は「疾患と現象」で捕らえており、ピカ新のターゲットは殆ど出尽くしてしまい枯渇寸前の状態になっている。それに対し、新しく登場したゲノム情報による創薬研究は「疾患と分子（遺伝子、タンパク質）」で捕らえるため、病因となるタンパク質の情報伝達機構が解明されるに従い、新しい概念を持った「くすり」のターゲットは急増していくものと考えられる。

ゲノム情報解析で見つけた標的タンパク質それ自身が「くすり」になるのはごくまれであろう。むしろ、その抗体のほうが「くすり」になる可能性は高い。しかし、やはり「くすり」の本命は標的タンパク質にフィットする小さな分子の合成化合物であろう。

ゲノム創薬の研究手段もＩＴと生物学あるいは化学が連携した形でバイオインフォマテクスやケモインフォマテクスの研究が進んでいる。やがて他の複合基盤科学と技術がさらにこれらに融合して、新しい創薬研究の手法が開花するだろう。

これまで、酵素と基質の関係を分かりやすく説明するため、鍵と鍵穴に喩えて論述してきた。タンパク質の三次元構造は鍵や鍵穴のようにガッチリしたものでない。タンパク質は微妙な内部エネルギーの均衡の上に成り立っているので、単独で存在する時と複合体でいる状態では分子のエネルギー状態は異なる。状況に従って変化するダイナミックなタンパク質の三次元構造を、科学と技術面で大きなブレークスルーがあり詳細な解析が可能になれば、標的タンパク質の三次元構造解析からキッチリとフィットする化学構造式が描き出せるようになり、それを合成すれば「くすり」に限りなく近いものが得られるはずである。このような日が到来すれば創薬研究は全く姿を変えることになるであろう。しかし、まだ道のりは遠いように思われる。それまでは分子設計の研究も現状維持が続くであろう。

昔も今も分子設計に携わる研究者は開発候補化合物を発見しなければならないことには変わりがない。しかし、コンピューターの著しい進歩に伴いX線構造解析をはじめ分析機器は微量、正確度、解析度、スピード、情報量とめざましい進展をとげている。入力データに誤りがなければ分子の形状を観ることができる。分子模型を組んで眺めていた時代とは大違いである。研究者は昔より正確で多くの情報が入手できるようになり、分子設計は一段と考えやすくなったと思われる。ただ多くの情報は判断を鈍らせ、器械のスピードと膨大な処理量があたかも仕事をしているかのような錯覚に陥らないようにしなくてはならない。自分の頭で考えて実践し、偶然によるチャンスを見逃すことのないように気を配らねばならない。時代は移っても新しい「もの」を創り出すことは極めてむつかしいが楽しく愉快なことには変わりはない。

第2章 日本のアルガトロバン ——玉尾嘉邦

新薬追求に当たっては、合成化学者の二、三倍の生物学者が必要であるとスイスあたりの会社では言われている。

事実、アルガトロバンの場合にも玉尾の研究にみられるような地道な生物学的テストが必要であった。たとえば、ヘパリンと比較した場合のアルガトロバンの利点を玉尾とそのグループが見事に指摘し、いわゆる日本のアルガトロバンを世に送り出した。

（岡本彰祐　記）

試験管内のフィブリノーゲンの溶液にトロンビンを加えると、溶液は流動性を失い凝固することが観察される。トロンビンの作用によりフィブリノーゲンがフィブリンに変化したからである。トロンビン阻害剤をこの反応系に加えると、トロンビンの作用が阻害されて、凝固するまでの時間が延長する。トロンビン阻害剤の効果が強ければ強いほど、低濃度の阻害剤で凝固するまでの時間を延長させることができる。抗血栓剤の本質のひとつが、フィブリノーゲンからフィブリンへの変化を止めることであるから、この系で選ばれたトロンビン阻害剤は、いわばインビトロの抗血栓剤である。インビトロの抗血栓剤を医薬の抗血栓剤とするには、さまざまな動物試験により、有効性と安全性を確かめていかなければならない。

アルガトロバンの有効性

【動物モデル】

トロンビン血栓モデル

アルガトロバンを抗血栓剤として開発するには、次の段階として動物試験で生体内で抗血栓剤として働くかどうか、どのような特長があるかなどを検討しなければならない。アルガトロバンは動物の血中でトロンビン阻害作用を示すだろうか。この単純な問いに答えるために、ウサギにトロンビンを注入するモデルを使った。ウサギにトロンビンを注入すると血液中でトロンビンの作用により血小板が凝集し、循環血液中の血小板数が減少する。アルガトロバンを静脈内に持続注入することにより、この血小板数の減少が抑制された。このときのアルガトロバンの血中濃度は約二〇ナノモルであった。これは、試験管内でトロンビンによる血小板凝集を抑制する濃度とほぼ同じ濃度であった。アルガトロバンが動物の体内で抗トロンビン作用を示すことが初めて明らかになった。

動・静脈血栓モデル

それでは、実際の血栓の生成に擬した血栓モデルで抗血栓作用を示すだろうか。動脈血栓モデルとしてウサギの頸動脈血栓、静脈血栓モデルとしてラット大静脈内血栓モデルを作製して、血栓生成抑制効果を調べた。

ウサギの頸動脈血栓モデルは、露出させた頸動脈の外部を酢酸で浸漬することにより作製した（図Ⅲ−17）。動脈内皮細胞の傷害を原因とする血栓を作製するために、内皮傷害の方法を種々試行した実験から、酢酸が二〜三時間の短時間で血栓を生成せしめることを発見した。

酢酸が血管内皮まで浸透し、内皮細胞に傷害を与え血栓を生成させるというもので酢酸法血栓モデルと呼んだ。このモデルでアルガトロバンを連続静注して抗血栓作用を調べた。血中濃度が約〇・一七マ

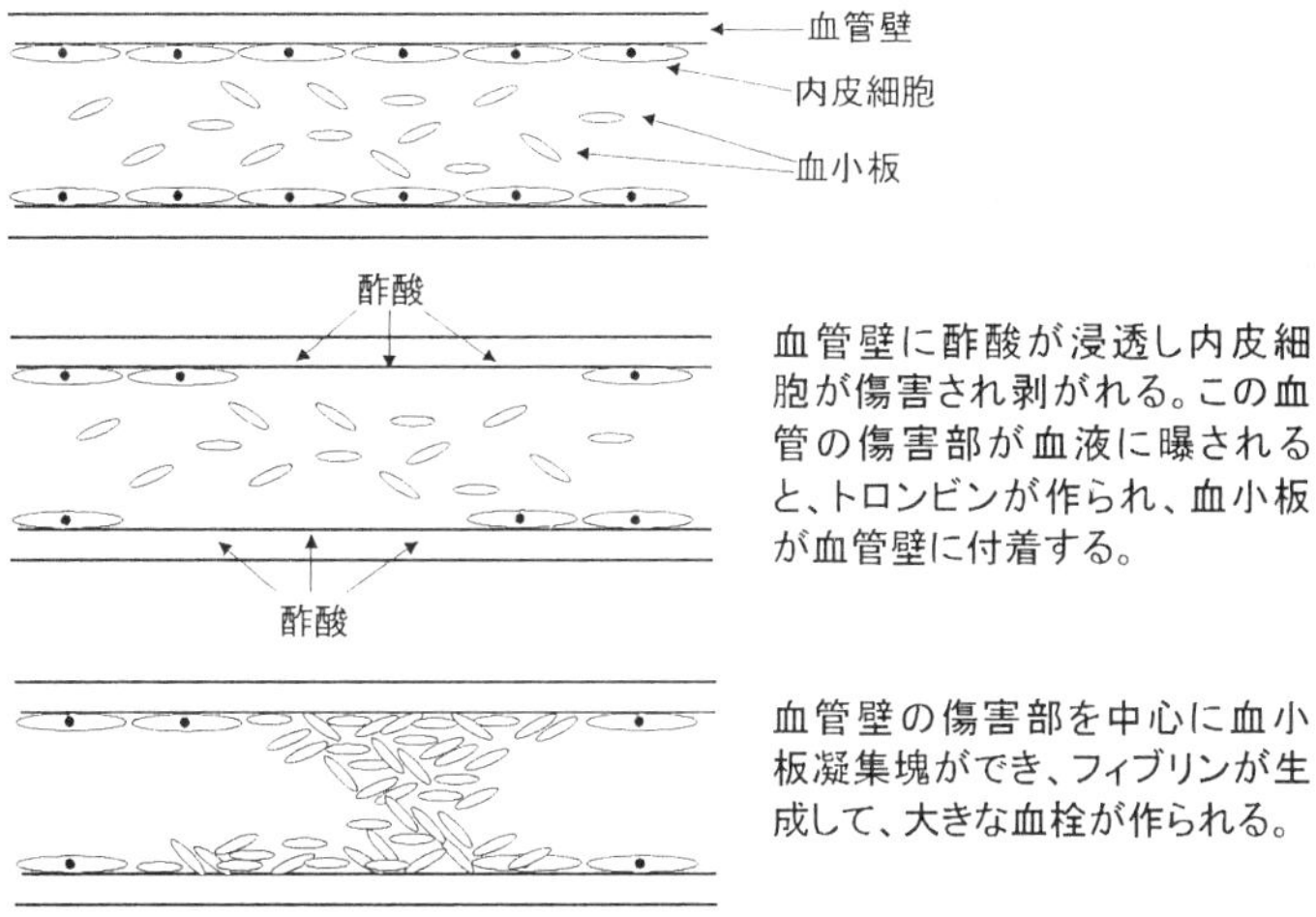

血管壁
内皮細胞
血小板
酢酸
血管壁に酢酸が浸透し内皮細胞が傷害され剥がれる。この血管の傷害部が血液に曝されると、トロンビンが作られ、血小板が血管壁に付着する。
酢酸
血管壁の傷害部を中心に血小板凝集塊ができ、フィブリンが生成して、大きな血栓が作られる。

図Ⅲ-17　血栓の作成

イクロモルのレベルに達する投与（一マイクログラム／キログラム／分）で、血栓生成抑制効果を認めた。このモデルで生成した血栓はいわゆる白色血栓で、走査電顕で観察すると、血栓は内皮細胞が傷害され、剥離されてあらわれた内皮下組織に粘着凝集した血小板を基盤にして、血小板凝集塊を主な構成成分とした血小板血栓であった。

当時、血小板血栓の生成阻止には、アスピリンなどの血小板凝集を阻害するものが有効で、ヘパリンやワーファリンのような凝固系因子に作用する薬物は無効であるとされていた。事実このモデルでは、ヘパリンは大量使用したときにのみ、弱い抗血栓作用を示すにとどまった。アルガトロバンが血小板血栓の生成を阻害するというこの知見は、ヘパリンとは異なる作用を示すことへの期待を抱かせた。

静脈血栓モデルは、ラットの大静脈にステンレス製コイル（歯科用のデンタルコイルの先端部分）を留置することにより、コイルの周りに赤色血栓を生成させるというモデルを使用した。このモデルでは、アルガトロバンは二五ミリグラム／キログラムの皮下注で血栓生成抑制効果を示した。ヘパリンも同様の効果を示した。ヘパリンの抗血栓作用はヘパリンそのものが発揮するのではなく、ヘパリンが血中のアンチトロンビンⅢと複合体を形成することにより、アンチトロンビンⅢのトロンビンへの反応性が高まり、その結果抗トロンビン作用が示されるのである。アルガトロバンは直接トロンビンの活性部位に結合してトロンビンを阻害するので、血中のアンチトロンビンⅢの有無に影響されずに抗血栓作用を示すことが期待できる。

＊　＊　＊

この点を実験的に明らかにするために、ラットをあらかじめ抗アンチトロンビンⅢ抗体で処理することによって血中のアンチトロンビンⅢを欠除したラットを作製した。このラットを用いて同様の静脈血栓モデルを作製して、アルガトロバンとヘパリンの効果を比較した。

アルガトロバンがアンチトロンビンⅢを欠除していないラットの場合と同程度の抗血栓作用を示したのに対し、ヘパリンの抗血栓効果は全く認められなかった。アルガトロバンの抗血栓作用は、アンチトロンビンⅢを必要としないであらわれることが明らかとなった。

このような動物モデルの試験で、アルガトロバンは静脈血栓および動脈血栓の生成を阻止できることを示すことができた。その作用は、ヘパリンとは異なることも示された。新しい抗血栓剤としての開発の基盤が確立できた。

【病態モデル】

次の段階は、臨床に適応しようと考える疾患に有効であることを動物モデルで示すことである。適応症に即したいわゆる病態モデルでの試験である。

播種性血管内凝固症候群（DIC）モデル

DIC（播種性血管内凝固症候群）は、感染症、癌などの基礎疾患が原因で、血管内に血液凝固の引き金となる異物が侵入することにより発症する。難治性疾患に指定され、有効な治療薬が求められていた疾患である。

そのDICの病態モデルを、ウサギの静脈内に乳酸と組織トロンボプラスチン溶液を持続的に静脈内に注入することにより作製した。

乳酸によるアシドーシスと組織トロンボプラスチンにより凝固系が活性化され、生じたトロンビンの作用により循環血液中の血小板数の減少とフィブリノーゲン含量の減少が観察されるというモデルである。

アルガトロバンを連続静注すると三・一六マイクログラム／キログラム／分の投与（血中濃度約〇・三マイクロモル）で、これらの減少は抑制された。ヘパリンはフィブリノーゲン量の低下に対する抑制作用を示したが、血小板数減少の阻止には大量の投与が必要であった。

末梢動脈閉塞症モデル

臨床適応のターゲットのひとつに、末梢動脈閉塞症が挙げられた。末梢動脈の閉塞により主として四肢末梢部が阻血に陥り、冷感、しびれ、疼痛などの症状を呈し、さらに進行すると潰瘍が生ずるという疾患である。

この病態のモデルとして、ラットの大腿動脈から末梢に向けて五％乳酸を注入するモデルを使った。注入した乳酸が足の細動脈の血管内皮細胞を傷害し、血栓性の動脈閉塞を起こさせ、数日後には、足指と足蹠の壊死、脱落に至らしめるというモデルである。足病変の程度を四段階にスコア化して評価した。

アルガトロバンを一〇～三〇ミリグラム／キログラム皮下投与することで三、七、一四日後に観察した足病変の程度が改善した。ヘパリン投与時には、血中の抗凝固活性（活性化部分トロンボプラスチン時間、ＡＰＴＴ）はアルガトロバン投与時よりもはるかに高い活性を示したが、足病変の改善効果は認められなかった。

脳血栓症モデル

臨床上重要な血栓症として、心筋梗塞と脳血栓症があるが、進行性の脳血栓症急性期において、アルガトロバンの投与により、進行の阻止と予後の良好な回復が期待できた（図Ⅲ-18）。脳血栓症のモデルは臨床病態に近いモデルを作製することが困難であった。動物モデルでの確固とした有効性の証明に先立ち、抗トロンビン剤の持つ本質的な抗血栓作用をよりどころに、臨床試験が開始された。

最終的には、ラットの中大脳動脈に血栓を形成させるという新しいモデルにより、アルガトロバンの脳血栓症での有効性を示すことができ、臨床効果を実験的に説明することもできた。

このモデルは、ラットにローズベンガルを静注後、血管外から血栓を作製したい部位に緑色光を照射し、励起したローズベンガルから発生する活性酸素により血管内皮を傷害させ、血栓を形成させるというものである。臨床上の血栓症に近い病態モデルを作製するために、いろいろ実験条件を検討し、脳梗塞部位が血栓作製側の脳半球の大脳皮質に限局された比較的穏やかな脳血栓症モデルを作製した。

その方法は、ラットの頭蓋骨に開けた穴から、左中大脳動脈の起始部より末梢側を光照射し血栓を形成させ、同時に頸動脈の物理的閉塞を併用するというものである。

このモデルでは、血栓作製一日後に左脳半球の一部に血流の低下と微小血栓の生成が認められ、三日後に片麻痺などの神経症候が認められた。このモデルを使って、アルガトロバンの効果を調べた。

アルガトロバンは実験期間中一定の血中濃度が保てるように、浸透圧ポンプを血栓作製直後に腹腔内に埋め込む方法で投与した。

アルガトロバンは、一日後の脳血流量の低下と脳組織切片を染色して観察した微小血栓の数を、〇・一と〇・三ミリグラム／キログラム／ラットの投与で改善させた。三日後に判定した神経症候への影響は、ラットの尾を持ち宙づりにしたときのラットが示す姿勢の変化を、四段階にスコア化して片麻痺の程度を判定するという、姿勢テストで行った。

アルガトロバンは、〇・三ミリグラム／キログラム／ラットの投与で片麻痺の程度を軽減させた。また、三日後の脳組織切片を染色して梗塞領域を測定した結果、アルガトロバンは〇・三ミリグラム／キログラム／ラットの投与で梗塞領域の面積を縮小させた。アルガトロバンを浸透圧ポンプで〇・三ミリグラム／キログラム／ラットで投与したときのアルガトロバン血中濃度は〇・六マイクロモル前後であり、臨床投与時の血中濃度に近い値であった。

このように、アルガトロバンはこの脳血栓症モデルで、治療効果を示したが、その作用機序は次のように考えられた。このモデルにおいては、中大脳動脈の血栓生成により、その支配下にある虚血のペナンブラを含む脳組織の血流の低下などが原因で、二次的に微小血栓が生成された。その結果、さらに微小循環が障害されて、脳細胞が死滅して梗塞巣が拡大し、片麻痺などの神経症候があらわれる。

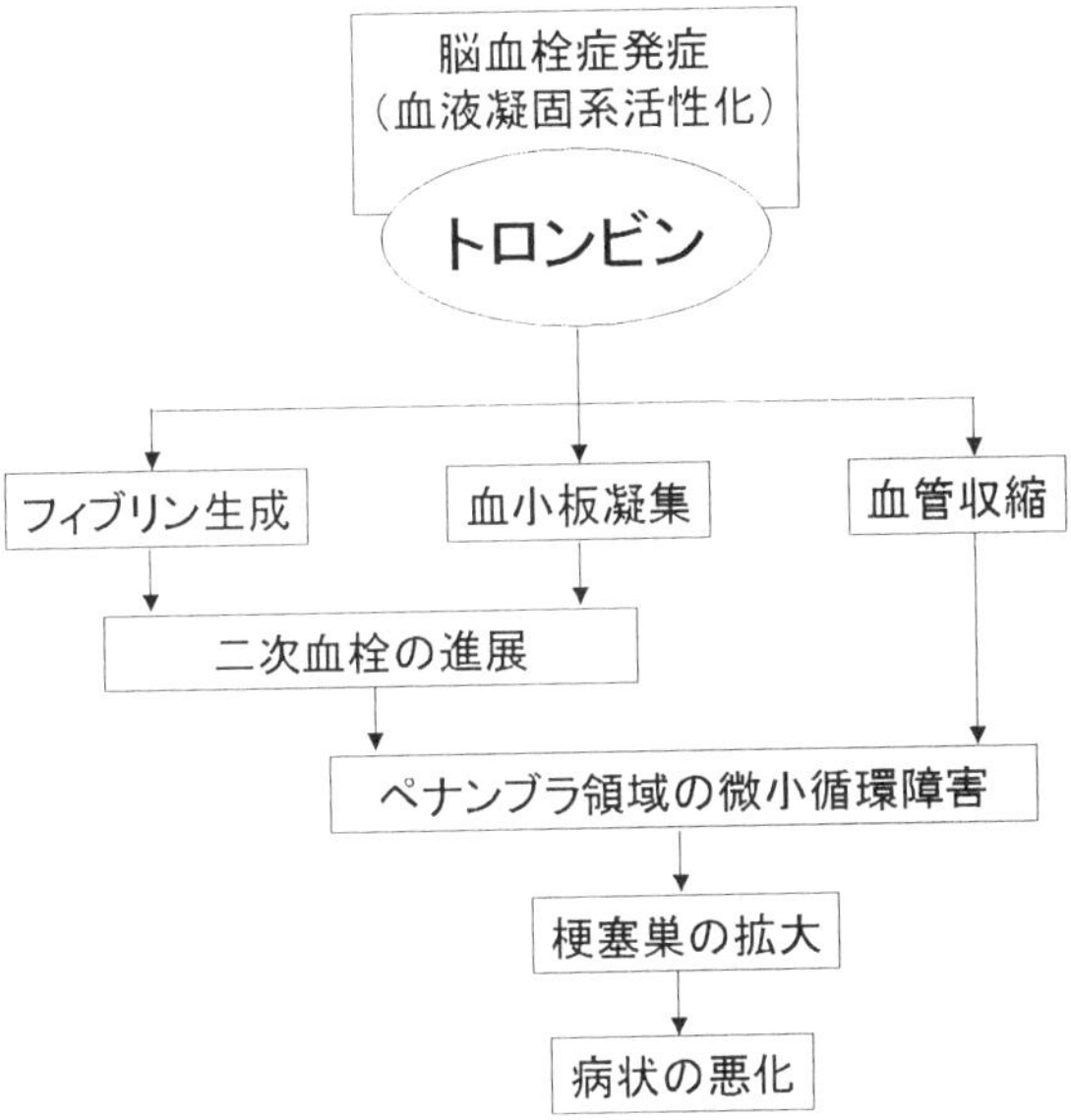

図Ⅲ-18　アルガトロバンはトロンビンを阻害することにより脳血栓症の進展を防止する。

しかしアルガトロバンが、その抗トロンビン作用により二次的微小血栓の生成を抑制することでペナンブラ領域の血流を維持して、神経細胞死を防止する。その結果、梗塞巣の面積の減少と、軽度の神経症候を呈するにとどまったと考えたのである。すなわち、この実験結果はアルガトロバンが虚血ペナンブラの血流を維持することにより脳血栓症の進展を抑制することを強く示唆している（図Ⅲ−18）。

病態モデルについて、アルガトロバンが臨床適用された疾患を中心に少し長く述べた。動物モデルで有効性を示すことは、臨床応用が想定された疾患で有効であることを強く支持して、臨床適用への科学的根拠を与えるために医薬開発上重要な位置をしめるからである。

動物モデルの薬理学的評価では動物を解剖して組織レベルで評価することも可能であり、くすりの作用を深く解明し説明することができ、臨床試験で得られた試験成績を動物モデルの試験結果から説明するという重要な役割も担っている。医薬開発の手法が近年いろいろと進歩しているが、病態モデル動物を使っての有効性の評価は、今後も欠くことのできない重要な試験と位置づけられるに違いない。

アルガトロバンはヘパリンの相同品ではない
——有効性と安全性の面から

有効性

アルガトロバンの開発当時、静注薬の抗凝固剤としてはヘパリンがもっぱら臨床使用されていた。ヘパリンはトロンビン以外の凝固線溶因子も阻害するので、選択的抗トロンビン剤であるアルガトロバンには、ヘパリンとは異なる作用を期待できた。

しかし、凝固系に作用して血液凝固時間を延ばすことから、ヘパリンの作用をもとに形成されていた抗凝固剤の概念を意識もしたし、アルガトロバンの作用を類推したりもした。しかし、ヘパリンは血小

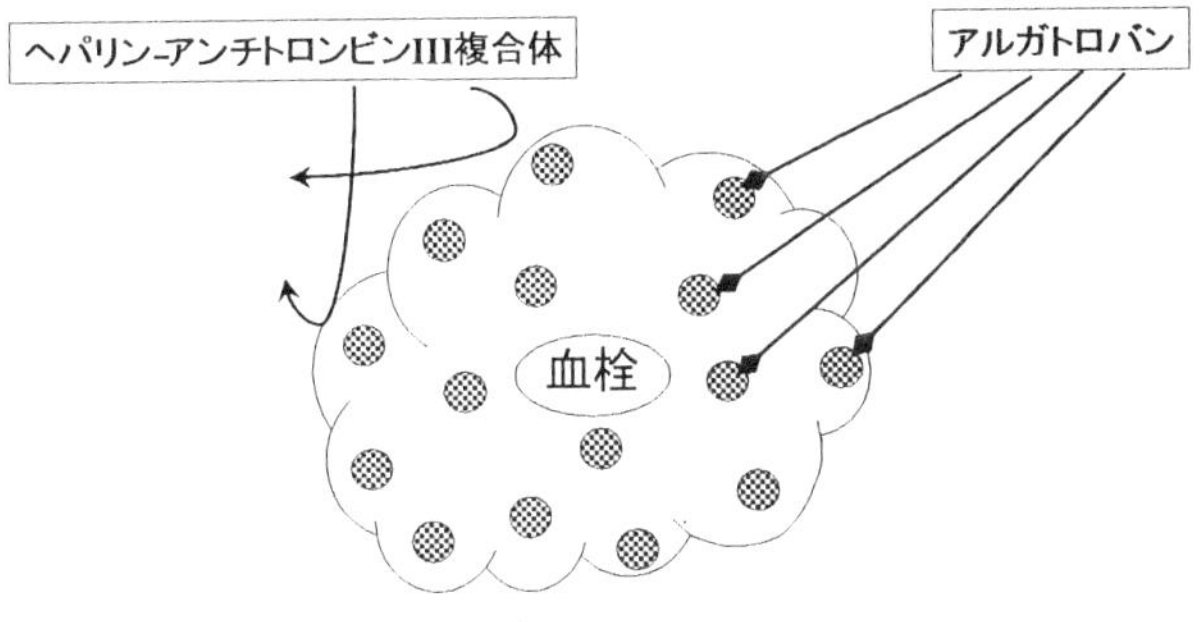

図Ⅲ-19．ヘパリンは血栓内や血栓表面のトロンビンを阻害できないが、
アルガトロバンは溶液中のトロンビンと同じように阻害できる

板血栓には無効であるとされていた。

先に述べたウサギの酢酸法により生成した血栓は、明らかに血小板血栓であったが、これに対してもアルガトロバンは強い血栓生成抑制効果を示した。

初めは、この抗血小板血栓抑制効果には、半信半疑であった。しかし他の血栓モデルでも血小板血栓の抑制効果が示されるにつれ、また、血小板血栓生成におけるトロンビンの重要性についての報告が相次ぐにつれて、アルガトロバンは抗血小板血栓生成の抑制効果を持つと確信するに至った。

ヘパリンが抗血小板血栓抑制作用を示さないのは、どのような理由によるのかよく解っていない。ヘパリンには血小板刺激作用もあるとされており、この作用がマイナスに働いているのかも知れない。

体内での抗血栓作用という見方から、ヘパリンよりもアルガトロバンが優れた作用を示すであろうという実験結果も得られている。

トロンビンは血栓生成時にフィブリンに結合した状態で血栓中に取り込まれていることが知られている。このトロンビンは活性状態のまま血栓中に保持されている。そのトロンビンの活性をアルガトロバンは阻害するが、ヘパリン-アンチトロンビンⅢ複合体は阻害できないことが示された（図Ⅲ-19)）。

ウサギ頸静脈血栓の組織プラスミノーゲンアクチベーターによる血栓溶解時にアルガトロバンを併用すると、ヘパリンの併用では見られない血栓溶解促進作用を示した。この作用は、血栓内のトロンビンで活性化をうけるファクターXⅢの活性化阻害を介したフィブリン重合の抑制作用や、血栓溶解時に血栓から再生するトロンビンの阻害による血栓の再生阻害によるものと考えられた。

血栓性疾患において血栓の形成は、生成と溶解のバランスの上に成り立っていることを考えるとき、血栓内に保持されたトロンビンの作用を阻害することで、血栓溶解剤を用いないときにも、溶解を助け再生を防止する同様の作用を示すと推測される（図Ⅲ-20)。

アルガトロバンとヘパリンはトロンビンを阻害し、血液の凝固を阻止するという点では似ているが、体内での抗血栓作用という観点からは、種々の点でヘパリンより優れていることが明らかとなった。

アルガトロバンは単独でトロンビンを阻害できるのに対し、ヘパリンは血液中のアンチトロンビンⅢと複合体を作ることが必要である。

アルガトロバンは、トロンビンを選択的に阻害し他の凝固因子を阻害しないのに対し、ヘパリン-ア

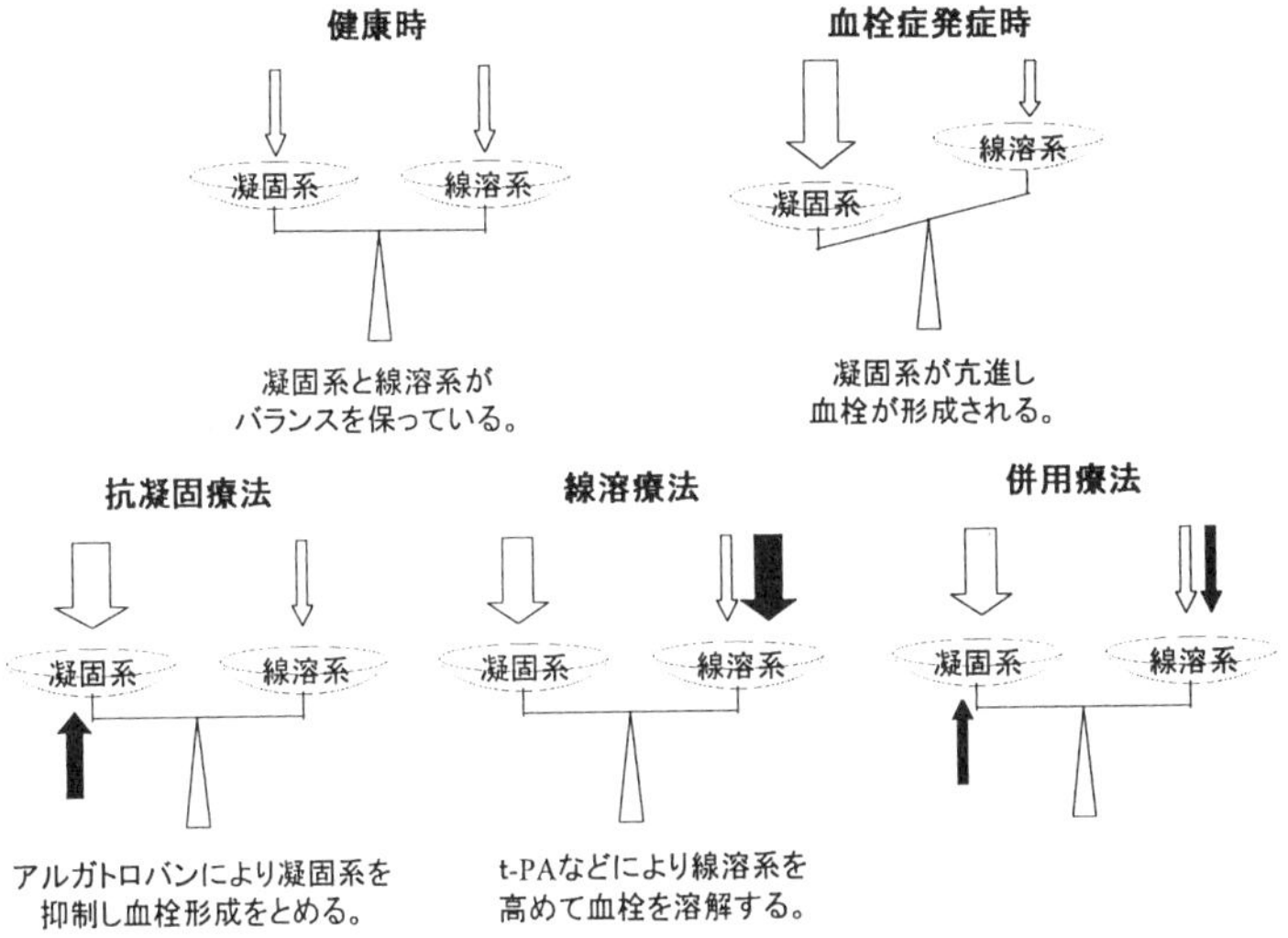

図Ⅲ-20　凝固と線溶のバランス

ンチトロンビンⅢ複合体はトロンビン以外の凝固因子、例えばトロンビンの活性化酵素であるファクターXaなどの他の凝固線溶系因子も阻害する非選択的阻害剤である。

アルガトロバンは可逆的阻害剤であるのに対し、ヘパリン-アンチトロンビンⅢ複合体は非可逆的阻害剤である。

アルガトロバンは分子量五二七の低分子化合物であるのに対し、ヘパリン-アンチトロンビンⅢ複合体は総分子量約六万の高分子体である。

このようなアルガトロバンとヘパリンの性状の差を考え、血栓性疾患の血栓生成の場におけるトロンビン産生と作用のダイナミズムおよびトロンビンの作用の多様性を考えるとき、アルガトロバンがヘパリンにない優れた抗血栓作用を示すことは、あるいは当然なのかも知れない。

安全性

臨床試験に先立ち、いわゆる安全試験で化合物に由来する全般的な副作用や毒性の発現の把握と、薬効を示す投与量（血中濃度）で副作用／毒性が発現しないことを示すことが重要であることは論を待たない。

副作用の内で、薬効の発現機序と同一の機序で発現する副作用については、その副作用が重篤で、薬効を発現する投与量と副作用があらわれる投与量が離れていない場合は、化合物の構造変換による副作用の低減化が困難で、臨床試験への移行が困難となる。抗凝固剤においては、抗血栓作用と出血の副作用がそのような関係にある。アルガトロバンについて、抗血栓作用と、出血の関係については注意深く調べた。

ウサギの耳介に切り傷を作って、そこからの出血時間を測定する方法で、出血への影響を調べた。アルガトロバンは動物試験で有効性を示した投与量（血中濃度として最高〇・七マイクロモル）で、出血時間の延長を示さなかった。さらに過剰投与すると、出血時間の延長が認められたので、治療範囲での出血のおそれは少ないが、過剰投与時の出血については注意を払う必要があると考えられた。

一方、ヘパリンについては、臨床上、出血の危険性から血中の凝固活性を指標として活性化部分トロンボプラスチン時間（ＡＰＴＴ）が一・五～二倍になるようにコントロールするのが一般的であった。

ヘパリンをウサギに投与したとき、ＡＰＴＴが二倍を示すときには、若干の出血時間の延長傾向が見られ、それ以上の濃度になると、明らかな出血時間の延長が認められた。

抗凝固作用と出血の危険性をモニターするために、ヘパリンの臨床使用時には、ＡＰＴＴなどの血液凝固時間の延長度が指標として使われていたので、試験管内でＡＰＴＴの延長に対する効果をアルガトロバンとヘパリンで比較した。

アルガトロバンは、添加量に関して一次関数的な延長作用を示したのに対し、ヘパリンは指数関数的な延長作用を示した。ヘパリンの場合は、わずかな濃度の変化により大きなＡＰＴＴの変動が認められた。このことから、アルガトロバンを臨床使用したとき、血中濃度が多少変動しても、安定した血中凝固活性を示し、ヘパリンより安全に使用できると推測した。

ヘパリンの臨床使用時でのもうひとつの問題点は、血中濃度の個体差が大きいことで、血中の抗凝固活性をモニターしながら、投与量を設定することが必要とされている。一方、アルガトロバンの臨床試験結果では、投与量に対する血中濃度に個体差が少なく、安定した血中濃度が得られることから、血中の抗凝固活性をモニターすることなく安全に使用できることが明らかとなった。

万が一の出血の危険性への対応として、ヘパリン使用時にはヘパリンの作用を中和するプロタミンを使用して、急速にヘパリンの作用を止めることが必要である。それに対し、アルガトロバンは血中からの消失が速いために、緊急時には投与を中止することで対応することが可能で、中和剤を用いる必要はない。このように、アルガトロバンは出血に対する危険性が低く安全に使用できるため、臨床上の使い勝手もヘパリンより優れている。このような差も、先に挙げた性状の差のいくつかが関与してあらわれているものと推定される。

＊　＊　＊

トロンビンの低分子阻害剤を作って血栓症の治療薬を作ろうという発想から始まった研究から、種々の優れた特長を持つ抗血栓剤が生まれた。開発過程で薬効の評価にたずさわった研究者のひとりとして、アルガトロバンが末永く血栓症の治療に役立つことを願ってやまない。

第3章 世界のアルガトロバン

大津國幹

日本のアルガトロバンとして認められてゆく過程は容易ではなかった。そこには大津らのアルガトロバンを育てようとする熱意があり、また医師たちの病気を治したいという止むに止まれぬ想いがあった。

そして、そのあとに世界のアルガトロバンとして認められていくという課題があった。

（岡本彰祐　記）

アルガトロバンの育薬——臨床の場での実用化の研究

現在では、多くの酵素阻害剤や受容体作動剤が開発され、その開発の方法論も明確になってきている。しかし、当時（一九七〇年代初頭）は、これらの研究が緒についたばかりであり、その方法論も手探り状態にあった。

このような中で、「抗トロンビン剤」を臨床上有用な薬にするにはどうしたらよいのか、どのような疾患をターゲットとし、どのように投与するのか、これは筆者ら開発担当者に与えられた命題でもあった。

この問題を解決していくにあたり、いくつか気がかりな点がでてきた。

第一に、トロンビンの働きを阻害することによって、血栓形成を抑制できることは、理屈の上では理解できても、実際に生体内での血栓形成を抑制できるのか。更に、すでに形成された血栓を溶かす作用まで期待し得るのだろうか。

第二に、血栓に関連した病気、いわゆる血栓症はどの程度あり、トロンビンが血栓症にどの程度関連しているのだろうかということである。

この二番目の疑問に対し回答を与えてくれたのが、田中健蔵教授（当時九州大学医学部）の文献であった。その文献には、『血栓とは、生体内の心臓、血管内において血液が凝固して生じた塊で、これが形成される病的現象を血栓症という。血栓症は、血栓による血管腔の狭窄、閉塞をきたし、主要臓器、たとえば心、脳、肺などに虚血性病変や梗塞を生じ、それらの臓器の機能障害を招来して臨床的に重要な疾患を惹起する。』と書かれていた。また九州大学において一九六八年〜一九七〇年に行った四〇歳以上の患者の七七四例の剖検例中、四六・四％に肉眼的ならびに組織学的に血栓、梗塞がみられ、一九四〇年〜一九七〇年までの間の年代的推移をみると、血栓症の頻度は、年々増加しているというデータが示されていた。

このことから、血栓が関連して死亡する疾患は確かに多く、凝固系を阻害する薬剤は、血栓症治療に今後大いに役立つだろうと考えられた。

しかしながら、それでも依然として疑問が残っていた。血栓症には様々の疾患があり、そのうちどのような疾患にトロンビンが深くかかわり、そして「抗トロンビン剤」が効果を示すだろうか……。また、「抗トロンビン剤」の市場規模はどのくらいあるのであろうか……。

当時、血栓治療あるいは予防を目的とした薬剤で、凝固系に関連したものとしては、ヘパリンとワーファリンがあり、これらの薬剤の市場規模は、両者あわせて高々二〇億円程度のものであった。従って、我々が目指す「抗トロンビン剤」の市場予測は、既存のヘパリンやワーファリンと同程度なら精々数十億円、それらの欠点を補って広範囲に適応を広げることができれば、一〇〇〇億円程度の大型商品になるだろう、というかなり幅のある不確定なものであった。

【臨床開発】

第Ｉ相試験

第Ｉ相臨床試験は、健康人に投与した場合の薬剤の安全性や体内での薬剤の挙動を調べようとするものである。まず小人数の健康男性志願者（ボランティア）に投与して反応を調べた。

アルガトロバンは、すでに動物では十分な検討を行い、安全性の高いことは確認されていたが、何分世界で初めての「抗トロンビン剤」であり、ヒトでの試験はかなり慎重に行われた。

そこで、血液学の専門家であり、このような臨床試験に経験の深い、東京医科大学の臨床病理学教室の福武勝博教授と藤巻道男教授にお願いすることになった。

ボランティアは社内から公募した。世界初ということで、応募が少ないのではないかと心配していたが、この薬剤の研究に携わった研究者がぞくぞくと応募してくれ、単なる取り越し苦労であった。

試験のやり方については、幾度となく打ち合わせを行い、万全を期してはいたものの、臨床検査室の女性から、「以前に作用機序は違いますが、ある会社の抗凝固薬の臨床第Ｉ相試験で、点滴を始めたら歯茎から出血して口の中が真っ赤になったことがありました」などと聞かされると、やはり不安がこみ上げてきた。

最初のボランティアへの点滴が始まった時、他の被験者を含め、開発担当者全員が心配そうにその顔に見入り、部屋中が数分間静まり返ったのを覚えている。

「歯茎の出血、眼底出血なし。すべて異常なし。ＯＫ」という担当医の声が聞こえた時は、急に皆の顔が明るくなり、安堵のあまりつい軽口もでた程であった。

こうして、凝固系の検査を指標に順次投与量をあげていきながら、ボランティアによる試験が進み、特に副作用も認められず、アルガトロバンの第Ⅰ相臨床試験は無事に終了することができた。

第Ⅱ相試験

次に進むのが第Ⅱ相臨床試験である。これは同意を得た少数の患者で安全性と有効性を確かめる試験である。そこで最も重要な問題は適応症を何にするかである。

「抗トロンビン剤」の適応症として、まず挙げられるのは血栓症であるが、肺、心臓、脳の血栓症の成因、病態、臨床経過は複雑であり、臨床試験において、どのような患者を選び、どの程度の期間、どのような評価法で実施するのか、などの難しい問題があった。

ヘパリンやワーファリンは、肺、心臓や脳の塞栓、血栓、血液透析や手術後の血栓防止、薬物による血栓の防止など、幅広く適応症をとっていた。しかし、これらは古い薬剤であったため、その適応症は必ずしも厳しい臨床検証に基づくものではなかった。従ってヘパリンやワーファリンの過去のデータを参考に、抗トロンビン剤の適応症あるいはその評価方法などを決めることは難しく、しいてあげればヘパリンの血液透析等体外循環時の血液凝固防止が参考になる程度であった。

DICへの適応

当時、ヘパリンが広く使われていた適応症としては、血液透析、術後の血栓予防の他に、播種性血管内凝固症候群（DIC）があった。血液学の専門医によると、「DICでは、凝固系の促進によってアンチトロンビンⅢが消費されるために、アンチトロンビンⅢが低下し、ヘパリンが効きにくくなると考えられる。従ってアンチトロンビンⅢを必要としないアルガトロバンの方が、より有効性が期待される」ということであった。そこで、まずはDICから臨床試験を開始することに決めた。

計画としては、ヘパリンが効きにくい重症の患者を対象に、アルガトロバンの薬効を確認しようというものであった。しかしながら、DICの病態は、その基礎疾患の種類や進行の程度によって、凝固、線溶系のバランスが著しく異なり、どのタイミングで本剤を投与すべきか判らず、患者の選択に大変苦労した。結局約二年間に一五例の投与にとどまった。

しかしながら、凝血学的所見では有効性が示されていたので、次のステップとして約一〇〇例の規模で臨床試験が行われた。凝血学的所見及び出血性症状で高い改善は認められたものの、結局、至適用量が定め難く、実証的研究としては不十分なこともあり、止む無く、中断することになった。

血液透析への適応

血液透析時の抗凝固剤として適応できないかと検討を行った。血液透析時の抗凝固剤としてはヘパリンが使用されていたが、これは長期に使用すると中性脂質の増加や骨量の減少、アンチトロンビンⅢの低下等を起こすという問題があり、ヘパリン以外に選択できる薬剤の開発が期待されていた。そこで、透析の専門医の方々に依頼して、ヘパリンのかわりにアルガトロバンを使用した治験を開始した。

結局、一〇〇例以上の患者に、アルガトロバンは投与され、ヘパリンと同等の抗凝固作用（透析器内残血等を指標とした）を示し、アンチトロンビンⅢの減少や脂質への影響も少ないことが示唆された。しかしながら、アルガトロバンは大量投与を必要とすることや、ヘパリン並みの薬価では、採算性に問題があるということで、結局断念することになった。

しかしながら、先天性のアンチトロンビンⅢ欠乏患者やアンチトロンビンⅢが低下した患者では、血液体外循環時に回路内を灌流する血液の凝固を、ヘパリンでは十分防止できない場合がある。このような患者ではアルガトロバンが有効であり、適応が認められている。

また、血液透析時の臨床試験に用いられたアルガトロバンの投与量がかなり多かったにもかかわらず、問題となるような出血関連の副作用が殆どみられなかったことは、次に述べる出血のリスクのある脳血栓急性期へのアプローチを容易にした。

脳血栓症への適応

各種血栓症の調査から血栓のかかわりが大きく、しかも臨床効果が比較的判定しやすいと思われた慢性動脈閉塞症、脳血栓症に臨床試験が移っていった。

脳血栓症を適応症に選んだいきさつを述べてみたいと思う。

アルガトロバンは、ヘパリンのようにアンチトロンビンⅢを必要とせずに、抗凝固作用を発揮する。そこで、本剤の血液凝固への影響を家族性アンチトロンビンⅢ欠乏患者で検討することになった。家族性アンチトロンビンⅢ欠乏患者は、当時全国で数カ所の病院から報告されているのみであり、その一つである島根医科大学第三内科の小林祥泰講師（現　教授）に検討を依頼することになった。そして治験依頼のため研究室を訪問した時のことである。

「家族性アンチトロンビンⅢ欠乏症は患者数が極めて少ない。それよりも、脳血栓症急性期の患者には現段階では良い治療薬がないし、患者も多い。脳血栓症急性期の患者に、アルガトロバンを試してみてはどうか」という話になった。小林講師は、元々神経内科がご専門だったこともあり、脳梗塞の薬物による治療に大きな関心をもっておられた。

アルガトロバンを数例の脳血栓急性期の患者に投与されたところ、効果のある手応えが得られた。

そこで、この研究を北里大学神経内科田崎義昭教授にご指導をお願いすることになり、小林講師から打診していただくことになった。というのは、小林講師は、慶応大学のご出身であるが、島根医科大学に赴任される前は北里大学の神経内科に在籍されていたという経緯があった。

当時の認識では、脳血栓症が、そう簡単に薬剤で予防や治療ができるとは信じられていなかった。田崎教授にも、なかなか了承していただけず、そこで、本格的に教授を説得することになり、都内のホテルで説明会を開くことになった。はじめに小林講師の研究成果を詳細に披露していただき、夜遅くまで質疑応答を繰り返した。

最後に田崎教授の口から、「小林君の熱意に負けたよ。君のお父さんにもお世話になったし、発明者の岡本教授には血液学を大学で教えていただき尊敬している。小林君に乗ってみるか」と言われた時は、ほっとしたと同時に、私達会社の担当者も教授にご迷惑かけぬようしっかりやっていかなければ、と思ったしだいであった。その時のホテルからの夜景は、一段と印象的だったことが今でも懐かしく思い出される。

そうはいっても田崎教授はまだ実感がもてず、自分の所で確認したいということで、北里大学で数例やってみようということになった。その中にFibromuscular Dysplasiaによる強度内頸動脈狭窄例があったが、アルガトロバンの投与後三日以内に症状は著明に改善した。また、脳血管撮影で狭窄の著明な改善がみられ、教授も手応えを感じられたようであった。

そして、田崎教授を中心とした全国の専門の施設での拡大臨床試験を行うこととなった。約二年間の試験期間で、四六名の患者を対象に臨床試験が実施され、その結果、アルガトロバン投与によって、症状の進行が阻止され、かつ改善効果が認められた。また、心配された出血等の副作用も殆どないことから、本格的な臨床評価試験を行うこととなった。

後期第Ⅱ相試験では、プラセボを用いた二重盲検法による至適用量の検討を行い、次に第Ⅲ相試験としてすでにひろく使われていたウロキナーゼとの二重盲検比較試験が行われた。この試験は、一九八六年七月の研究会でキーオープンされ、ウロキナーゼに比べて症状の進行阻止率も高く、有用性において優れているという結果であった。

本試験の世話人の先生方にとっても期待以上の結果であり、驚きと興奮のあまり参加者全員で、思わずバンザイをしてしまったほどであった。自信をもってこの結果を厚生省（現 厚生労働省）に申請したのが、一九八六年の暮れであった。当時は新薬の承認基準が厳しくなってきたおりでもあったが、予想に反して、調査会よりは評価法と対照薬の選定が適切であったか、という問題が指摘された。

そこで、いろいろな角度からのデータの見直しを行ったが、脳梗塞巣が比較的大きい例や皮質系梗塞の例を選び出し解析すると目を見張るような効果があることがわかった。

このあと厚生省と幾度となく話し合いをもったが、試験前に設計した解析法でないため（一般的に後付解析といわれている）、我々の主張は認められなかった。そして改めてプラセボとの比較試験を行うよう求められた。この時はくやしさと落胆の気持ちでいっぱいであったが、筆者らはアルガトロバンの有効性には確信をもっていたこともあり、迷うことなく心機一転、追加試験に臨む決断をした。

追加試験はこれまでの試験の知見から、軽症患者は自然に治る傾向が高く、薬効を確かめる試験の対象とするにはふさわしくないと考え、これを除くことにした。また評価方法については、慢性動脈閉塞症でお世話になった東京医科歯科大学難治疾患研究所の佐久間昭教授に改めてご相談し、これまでのデータについて主成分分析やクラスター分析を駆使した解析により、追加試験の評価構造をシンプルかつ医学的に妥当なものに造り上げることができた。このプロトコールは調査会にも提出され、幾つかの指導も頂いた（これは現在では一般的になっている治験相談のはしりに当たると思う）。

こうして万全を期して行われた追加試験は、治験に参加された先生方も我々も必死で取り組み、一九九〇年に開始して、一九九一年にキーオープンすることができた。その結果はプラセボに比べて有意に優れているという、期待どおりの成績であった。これまでの試験結果から導いた仮説を検証できたという充実感と同時に、この結果であれば承認を得られるという確信がもてた。そして、その結果は翌一九九二年に厚生省に申請された。

しかしながら、再度の申請後も審査は依然として厳しかった。作用機序面から組織・行動・血流における効果に対する追加実験、臨床例におけるCTフィルムの変化の検討など、最大限の努力が必要であった。幾度となくやり取りが繰り返された。そして、ようやく「承認して差し支えないので上程します」

という、厚生省の担当官の言葉を聞いた時は、一瞬頭の中が空っぽになり、続いて涙が込み上げてきた。承認は一九九六年となり、一九八二年の臨床試験の着手から、なんと一四年の歳月が流れていた。新しいメカニズムをもつ薬の治療分野の開拓がいかに難しいかということを実感した次第である。

慢性動脈閉塞症への適応

慢性動脈閉塞症は、トロンビンとの関連も明確になっていなかったこともあり、臨床試験になかなか着手できなかった。一方、岡本教授や会社の上司からのプレッシャーは相当なものであった。一九八一年十二月には、年内に臨床試験の見通しをつけるように厳命された。

臨床試験はこの分野の専門家である北海道大学第二外科の田辺達三教授にお願いすることになっていた。

本件について田辺教授の所を訪れるのも数回目となる、クリスマスイブの日のことである。教授は突然の風邪のため休養中で、お会いできず、飛行機の中で、共同開発相手の第一製薬の担当者とやるせない気持ちで東京への帰路についた。

ところがその翌日のことである。「すぐに来てください」という秘書の方からの連絡が入り、期待に胸を膨らませ、再び北海道に向かった。手術が長引いたために、約束の時間から数時間が過ぎていたが、手術着のまま出てこられた教授は、我々の顔を見るなり、「わかった、岡本先生は血栓止血学会等で尊敬している先生でもあり、協力しよう。北大の関連施設で、まず小規模の試験をやろう」と言って、施設の名前をあげられた。この時の感激は一生忘れることができない。

まずは、動物モデルで薬効を確認した後、臨床に着手ということになり、イヌのモデルで実験が行われた。明確な結果は得られなかったが、この実験の中で担当の医師は、術中に血液が固まりにくいという観察を報告された。その感触と基礎の動物での血栓モデルでの効果から、ヒトで検討するに値すると判断され、一九八二年一〇月より北海道大学第二外科関連の一一施設で研究会が組織され、臨床試験が実施された。その結果、四肢潰瘍の縮小、冷感の改善等の有効性が示され、さらに副作用も少ないことが示された。

その後、至適投与量の検討を経て、第Ⅲ相試験として全国六二施設で二重盲検試験が行われることになった。

当時、慢性動脈閉塞症の注射剤としてはプロスタグランジンがあったが、動脈内投与のため二重盲検法では比較できなかった。そこで経口剤の塩酸チクロピジンとの比較をダブルダミー法で行うことになったが、注射剤で四週投与の本剤と、六週投与の経口剤をどうやって比較するかということで、大変苦労した。そのような前例はなく独自に試験デザインをする必要があった。

コントローラーを是非お願いしたい、と前記の佐久間昭教授にご相談したところ、教授も本件には大変興味を示してくださった。また、我々担当者間でも治験依頼に行く電車や飛行機の中で時間を忘れて、ああでもないこうでもないと議論して、頭の中は四週と六週が呪文のように渦巻いていた。

アイディアがまとまると、その足で佐久間教授に無理をお願いして時間を作っていただき、ご相談に伺った。教授はその都度お忙しいにもかかわらず、別のアイディアなども示されながら、お約束の時間を遥かにオーバーして夜遅くまで議論をしてくださった。そして、ついに説得力のある自慢できるデザインに達し、このデザインに基づいて第Ⅲ相臨床試験が行われた。

その結果、副作用の発現率が低く、症状の改善効果が早期に現れることなど、アルガトロバンの特長が認められ、慢性動脈閉塞症はアルガトロバンの最初の適応症として、一九九〇年に厚生省から承認された。

この第Ⅲ相試験を開始するにあたっては、説明会を札幌で開催することになった。時期的には、忙しい血管外科の専門家の集まりやすいお盆の頃がよかろう、ということになった。しかしこの時期全国六二施設の臨床の先生方に漏れなく集まっていただくための切符調達は、殆ど至難の業であった。本社、支社、支店、子会社等の総力を結集して、まるで旅行会社なみに、暑い中街中を走り回ってなんとか切り抜けたことも、今となっては懐かしい思い出である。

ところで、慢性動脈閉塞症の薬効評価は、スライドに撮った四肢潰瘍の大きさの推移をみることによって行うが、より客観的な評価をするため、血管外科の専門医による中央判定を行なった。この判定会がなかなか大変で、スライド映写の手際が悪く叱られることもしばしばで、緊張もしたが、たくさんの症例について長時間かけて熱心に判定を下される血管外科の専門医の熱意には感動を覚えた。

一方潰瘍とは別に、無侵襲な手法で経皮的組織酸素分圧を測定するというアプローチをされていた鳥取大学第二外科の伊藤勝朗講師に本剤の評価をお願いした。その結果経皮的組織酸素分圧上昇が認められ、慢性動脈閉塞症における抗トロンビン療法が的を射ているとの確信が得られた。これは筆者ら開発担当者を勇気づけるとともに、今日に至るまで定量的な力強いデータとなっている。

世界のアルガトロバンへ――「地球は重い」

「抗トロンビン剤」の海外への展開は、研究の初期段階――すなわち最終開発品であるアルガトロバンに到達する以前、一九七〇年代の後半頃より始まった。

当時岡本教授は、出血や血栓症の予防・治療に対する研究を盛んにするため、各国の著名な血液学者と協力して、一九七〇年に国際血栓止血学会の中に抗凝固小委員会を発足させた。

教授はこの学会を中心に抗トロンビン剤の研究を積極的に発表された。これらの発表を通じて、各国の学者が我々の抗血栓剤に大変興味を抱くようになり、自分達の試験系で検討してみたいということで、サンプルを是非提供してほしい、という要望が各所からよせられた。

しかし、サンプルの提供は構造式を開示することと同じであるという考えから、激しい競争の中にあっては安易に提供すべきでない、という意見が会社の中では有力で、担当者としては大いに悩まされていた。そんな折、教授から是非要望に応えてサンプルを提供してほしいという電話があり、教授と一時間におよぶ激しい議論となった。次の日教授より速達が届いた。教授会の合間をみて書かれた手紙であった。そこには、抗プラスミン剤を国際的に認めてもらうためにいかに苦労し、努力してきたか、またいかに長い歳月を費やしたか、そして新しいコンセプトの考え方や薬を世界に広めることがいかに難しいか、ということが実感をこめて書かれてあった。つまり一言でいえば「地球は重い」ということであった。

そこで、あらかじめ定めた研究目的以外には流用しないことと、研究成果の取り扱いについて契約を結び、サンプルを提供することにした。№189、№205（OM205）という化合物番号で、内外の学者によるレポートが数多く出された。このようにして我々の抗トロンビン剤は、世界の多くの学者や会社の人々に知られるようになり、多数の導入や共同研究の申し込みが欧米の一流メーカーからもあった。しかし、まだ開発化合物を絞り込んでいない段階であり、時期尚早ということでお断りした。

一九七八年にアルガトロバン（№805）を開発化合物に決めた時点から、海外メーカーのアプローチはより積極的になってきた。特に米国最大手のある製薬メーカーは、酵素阻害剤の研究を理論的アプローチで実施していることを評価し、学会でも大変高名な研究開発担当の最高責任者がスタッフと共に私達の研究所を訪ねてこられた程であった。評価は最高決定会議まで進んだようであったが結局注射剤の市場予測が難しいという営業サイドからの意見が強く、断念するという回答であった。その後も数社と話し合いが持たれ、日本で進めている臨床試験が播種性血管内凝固症候群（ＤＩＣ）、慢性動脈閉塞症や脳血栓症急性期での薬効確認を目的としていたため、日本国内では臨床の専門医からは興味をもたれたが、欧米ではそれほど注目される適応症ではなく、共同研究には至らなかった。

その後、一九八〇年代の中頃に、三菱化成の研究所で血栓を溶かす作用のある組織プラスミノーゲンアクティベーター（ｔ・ＰＡ）にアルガトロバンを併用すると、ｔ・ＰＡの作用が増強され、ｔ・ＰＡの使用量を少なくすることができる、ということを発見した。そこでｔ・ＰＡを開発していた米国の製薬会社がこの事実に着目し共同開発が具体化した。この企業は欧米でＰＴＣＡ、急性心筋梗塞等、冠動脈疾患への適応を目指して開発することを計画していた。しかしながら、死亡率を減少させることを証明するように当局より求められ、非常に大規模な臨床試験を実施することが必要となり、しかもこの会社の研究開発方針が変わったこともあって、それ以上の臨床評価はこの会社では実施されなかった。

その後、一九九〇年代の初期に、北米で権利を引き継いだ別の会社とアルガトロバンに興味をもった欧州の会社が、心筋梗塞、ＰＴＣＡでｔ・ＰＡ等の血栓溶解剤と併用する開発を本格的に始めることになったが、その場合、国内よりもかなり高い投与量が必要であるという問題が生じた。ところがこれまでの国内で市販している製剤は溶解度に限界があり、更により高濃度にすることはできなかった。

そこで、アルガトロバンがより高濃度に含まれる製剤を早急に準備する必要があった。以前に国内で血液透析時の抗凝固剤として、臨床試験を行った際、高濃度製剤の必要が生じ、三菱化成の研究所で種々検討した結果、エタノールを加えた高濃度製剤の処方を見出していた。そこで、その処方をベースに更に改良を加えて、エタノールとソルビトールを使用した、最も安定な高濃度注射用製剤が完成した。この製剤を発明できたことにより、種々の適応症に関する臨床試験を実施することが可能となった。

一九九四年以降、欧米の導出先企業はＰＴＣＡ、不安定狭心症、急性心筋梗塞等を適応症の候補と考え、まず、小規模な臨床試験を行った。これらの適応症のうちアルガトロバンと血栓溶解剤との併用による血栓溶解促進効果、および市場性等から急性心筋梗塞を最初の適応症として選択し、二〇〇〇人以上を対象とした大規模試験が数年間かけて実施された。

この結果、冠動脈の再開通において、アルガトロバンは、プラセボ、ヘパリンに比べ効果が高いことがわかった。

しかし、最終的に当局より求められた長期の予後について効果を証明するには更に大規模な試験が必要となり、リスクが大きい点が開発を進めていくのに大きな障害となった。現在開発は一時中断しているが、引き続きこの効果を証明できるような適切な治験の方法について検討を継続している。

一方、抗凝固剤として古くから広く使われているヘパリンとの比較の中から、ヘパリン起因性血小板減少症（ＨＩＴ）の患者のヘパリン代替に使うというアイディアが出てきた。ヘパリンは血小板第４因子と複合体を作り抗原となると、これに対する抗体が産生される。このような患者に術中から術後にかけて、或いは冠動脈疾患の治療時にヘパリンを使用し続けた場合、またはヘパリンを再使用した場合に、抗原抗体反応が起きるために、血小板が大幅に減ってしまうという症状がＨＩＴである。その割合はヘパリン使用患者の三〜一〇％であり、症状が重い場合には、血栓ができてしまい、時には死亡にまで至る。このような患者では、速やかにヘパリンの投与を中止しなければならないが、それにかわる抗凝固剤がないことが、特に米国で問題となっていた。そこで、このＨＩＴを適応症としたアルガトロバンの効果を証明し、欧、米での承認を取得すべく開発が開始された。

臨床試験は、アルガトロバンの有効性と安全性を検討する目的で、まず三〇四例のＨＩＴ及び血栓症を伴うＨＩＴＴＳ患者を対象にアルガトロバンを投与し、アルガトロバンを投与していない既存対照一九三例と比較した。有効性評価については、死亡、四肢切断、または血栓症の新規発症の頻度を評価し、これらのイベントが試験期間の三七日間に起こった総頻度とした。その結果、ＨＩＴ例では対照群で三九％、治療群では二六％であり、アルガトロバン治療群で有意に頻度が少なかった。一方、ＨＩＴＴＳ例では、同様の評価項目において対照群で五七％、治療群で四四％であり、有意な差はなかったものの、アルガトロバンの治療効果の高さが示された。また、先述のイベントに関する、時間とイベントの解析においても、ＨＩＴ、ＨＩＴＴＳ両例においてイベントの起こらない期間は治療群が有意に長いという結果となった。更に二五〇例以上の対象患者にアルガトロバンを投与した試験においても、同様の結果が得られ、また総じて出血のリスクの増大も認められなかった。これらの結果より、HITおよびHITTS患者においてヘパリン代替法としてのアルガトロバンの有効性と安全性が確認された。この症状に使う適切な薬剤が無かったことから、米国のFDAは優先的に審査を行い、二〇〇〇年六月三〇日にHIT患者の血栓症の予防及び治療を適応症として承認した。

実に、開発化合物を決定した時より二一年、国内承認後一〇年という、長い道のりであり、まさに「地球は重い」ということを実感した次第である。同時に、日本のみならず世界においてアルガトロバンが有用性のある薬として認められ、また承認に際して何人もの海外の著名な学者から祝福を受けたことから、〝地球は重いが、動かすことができた〟という感動を禁じえなかった。

最近韓国で、慢性動脈閉塞症と脳血栓症急性期で承認をうけた他、中国においても慢性動脈閉塞症で臨床試験を実施中である。

今後米国のみならず、各国でHITの予防及び治療に使われることになり、これを機に適応が拡大され、今後脳血栓症や心筋梗塞等の冠動脈疾患等、広く血栓の関係する疾患に使われていくことになると確信している。

第Ⅳ部

科学の流れの中で

奥宮明子

トロンビンを制御する

洗面所の前で滑って額をしこたま洗面台に打ちつけた。驚くほど出血し、顔面血だらけになった。あなたはどうするだろうか？　傷の深さを確かめるのもこわく、タオルで押さえつけ、それでもタオルの外まで滲み出してくる血液に恐れをなし、救急車を呼ぼうかどうしようかと迷っている間に、たいていの場合、血は止まる。タオルを取ってみると、ぱっくりと開いた傷口をべったりと血液の塊が覆っているのがみえるに違いない。あふれ出る液体であった血液をまたたく間にべったりとした血の塊にするのがトロンビンである。

野生動物は文字どおり食うか食われるかによって生存が決まる。闘うか、逃げるか、いずれにしても怪我の危険性は日常茶飯事である。怪我をしてもいつまでも血が止まらないような軟弱な動物は、進化の過程で生き残れなかったであろう。かくしてヒトの体にも驚くほど強力な止血機構が備わったのである。

一方で、「血液は血管内では流動性を保つべき」という至上命令があり、この一見背反する二つの命題にヒトの体はみごとに折り合いをつけている。平常時の抗凝固・抗血栓機構と緊急救助隊としての強力な止血機構である。

＊　　＊　　＊

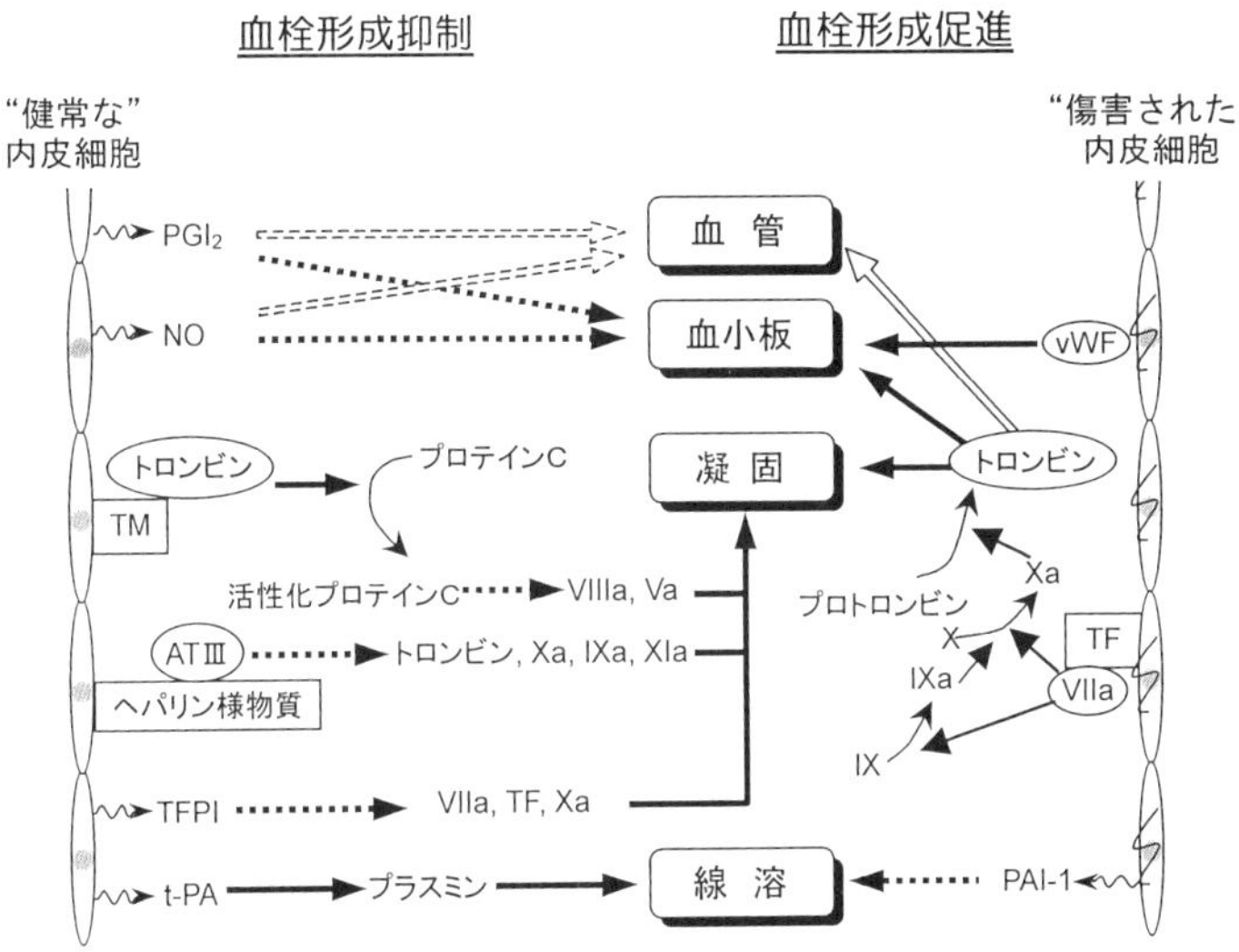

→：活性化，⋯⋯▶：阻害，⇨：収縮，⇢：拡張，〰▶：放出，PGI_2：プロスタグランジン I_2，NO：一酸化窒素，TM：トロンボモジュリン，TFPI：外因系凝固阻害因子，TF：組織因子，t-PA：組織プラスミノーゲンアクチベーター，vWF：フォン・ヴィルブラント因子，PAI-1：プラスミノーゲン・アクチベーター・インヒビター

図IV-1　血管内皮細胞の性質（文献（1）より改変・作図）
血管の内張りをしている内皮細胞は、“健常な”状態では血栓抑制傾向にあり、“傷害された”場合には血栓促進の場となる。

血管が破れると、どのようにして血は止まるのだろうか？

止血機構は、血管が破綻した時に、破綻した部位でのみ働き、他の部位に波及しないことが肝要である。つまり、つねに血管壁をパトロールして損傷部位を探し、損傷部位に限局してスイッチ・オンする仕組みがなくてはならない。

止血に関与する系は四つあげられる。①血小板活性化、②凝固系活性化、③血管収縮、そして④線維素溶解である。前三者は止血促進に、最後の

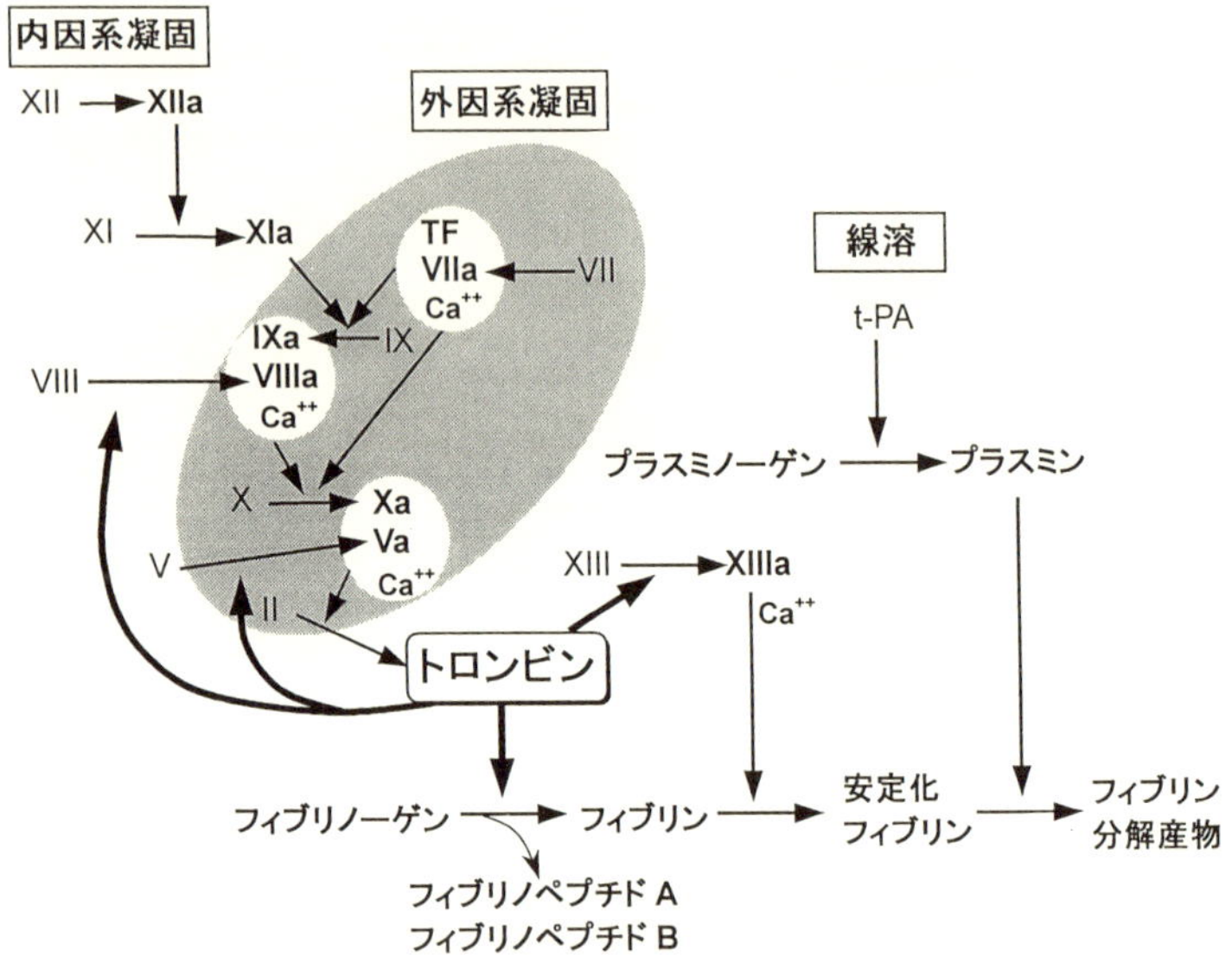

図Ⅳ-2　血液凝固の仕組み

ビタミンK依存性凝固因子（Ⅱ、Ⅶ、Ⅸ、Ⅹ）は損傷膜に濃縮され、効率よく活性化される。生じたトロンビンはフィブリン塊を造るとともに、Ⅴ、Ⅷ因子活性化作用により凝固活性化機構にポジティブフィードバックをかける。

一つはできた止血塊の溶解に与り、止血はこれらのバランスの上で行われる（図Ⅳ-1）。

破綻した血管部位では血管の内張り細胞である内皮細胞が損傷され、コラーゲンや組織因子（TF）が露出する。露出したコラーゲンに血小板が粘着・活性化され、活性化された血小板から放出される因子（アデノシン2リン酸やトロンボキサンA_2）は血小板のさらなる凝集を促す。一方、TFは損傷膜（活性化血小板を含む）上でⅦa[*1]と結合し、凝固因子Ⅸ、Ⅹ、プロトロンビンを順次活性化してトロンビンを生成する。この活性化過程でV、Ⅷは補酵素として必須である。トロンビンはV、Ⅷ因子活性化作用を有しており、いったん微量のトロンビンが生じるとポジティブフィードバックの環がまわってさらに爆発的なトロンビン生成を促す（図Ⅳ-2）。生じたトロンビンはフィブリノーゲンを不溶性のフィブリンに変換するとともに、血小板をさらに活性化し、血球成分を巻き込んだ凝固塊を生じ、止血する。

凝固因子のうち、Ⅶ、Ⅸ、Ⅹ、プロトロンビンはその分子の中にガンマカルボキシグルタミン酸（Gla）を含む部位（Glaドメイン）をもち、Glaの形成にはビタミンKが必要なのでこれらの因子はビタミンK依存性凝固因子とよばれる。ビタミンK依存性凝固因子はGla残基にカルシウムを結合して、損傷血管や活性化血小板膜に結合することができる。すなわち、損傷膜に濃縮される。

損傷膜表面に凝固因子が濃縮されることは、凝固反応を進める上で重要な意味をもつ。

凝固因子の血漿中濃度は数百ピコモルからマイクロモルのオーダーであり、フィブリノーゲンのみは例外的に高いがそれでも約一〇マイクロモルである（表Ⅳ-1）。これに比べて、たとえば血液中の主要なタンパク質であるアルブミンは数百マイクロモル、エネルギー源として重要なグルコースは五ミリモルである。数十倍〜数百万倍高いモル濃度のアルブミン、あるいはさらに十倍高いモル濃度のグルコースの中で凝固因子が相手を求めてさまよっている。

凝固活性化は図Ⅳ-2に示すように凝固因子（タンパク分解酵素）の限定分解により、順次活性化さ

表Ⅳ-1　凝固因子の血中濃度

	分子量	血漿濃度	
		(μg/ml)	(nM)
フィブリノーゲン	340,000	3000	9,000
プロトロンビン	72,000	100	1,000
FV	330,000	10	30
FVII	50,000	0.5	10
FVIII	330,000	0.1	0.3
FIX	56,000	5	90
FX	56,000	10	200
FXI	160,000	5	30
FXII	80,000	30	400
FXIII	320,000	60	200
プロテインC	62,000	4	60

れて進行していく。もし、この反応が液相で（血漿中で）進行するとしたら、効率が悪く、しかも反応の局在化は難しいだろう。反応に与る因子が損傷膜の表面に濃縮され、そこで前駆物質が活性化されていく、というこの機構が凝固の局在と短時間での爆発的な反応の遂行を支えている。

損傷膜への凝固因子の濃縮・活性化により生じたトロンビンはフィブリン塊を形成し、そのフィブリン塊にトロンビン自身が取り込まれる。この意味でフィブリンは強力な抗トロンビン物質であり、これによってトロンビンの他への拡散が防がれる。トロンビンはXIII因子を活性化する作用をもち、生じたXIIIaによりフィブリン分子同士が架橋されてより強固な安定化フィブリンを形成する。

さらにトロンビンは血管収縮作用をもつことが知られている。内皮細胞が〝損傷された〟血管の場合は、トロンビンは直接中膜平滑筋に働いて血管を収縮させる。つまり、損傷部位で活性化されたトロンビンは、その部位では血管収縮により止血に貢献する。一方、内皮細胞が〝健常な〟血管の場合はトロンビンは内皮細胞からNO（一酸化窒素）を放出させ、その血管拡張作用により、むしろ血液の流動性を助けると考えられる。

出血に際してなされる緊急救助隊の働きは以上のようなものであろう。活性化された血小板から放出されるPDGF（血小板由来成長因子）をはじめとする成長因子は血管内皮細胞や平滑筋細胞の増殖を促し、血管壁の修復に大きな役割を担うと考えられている。また、t・PA（組織プラスミノーゲン・アクチベーター）により活性化された線維素溶解酵素プラスミンによりフィブリン塊は溶解される。

＊　＊　＊

止血機構は、ひとたび引き金が引かれると爆発的に進行するが、通常は眠っている。血液は血管内を大血管では速く（五〇センチメートル／秒）、血管径が小さくなるにしたがって遅くなり、毛細血管では非常にゆっくりと（〇・五ミリメートル／秒）流れている。いずれの血管部位でも、血液のスムースな流れを保障しているのは血管の内張り細胞である内皮細胞のはたらきである（図Ⅳ-1左）。内皮細胞は、

（1）血小板凝集阻止物質や血管拡張物質を分泌する（プロスタグランディンI_2（PGI_2）やNO等）

（2）内皮上のトロンボモジュリンはトロンビンと結合してトロンビンの凝固作用を失わせ、逆に抗凝固酵素にする（Ⅴa、Ⅷaなどの凝固因子を失活させる作用をもつプロテインCを活性化する）

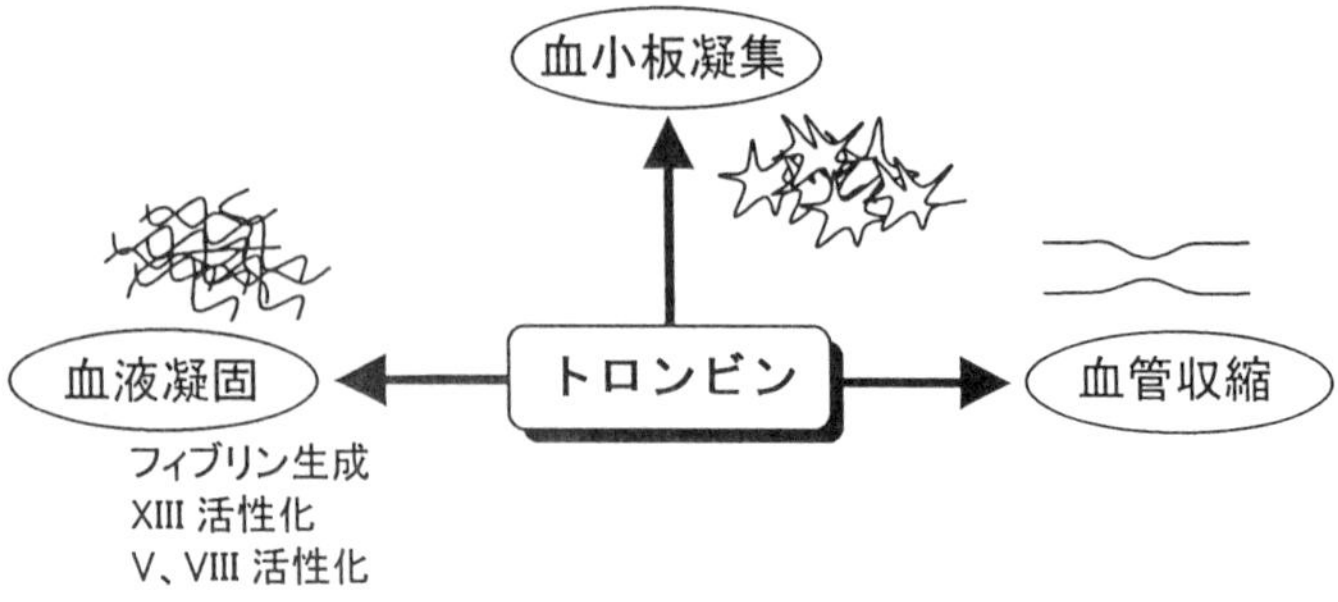

図IV-3　止血におけるトロンビンの三大作用

（3）凝固活性化を阻止する因子を分泌する（ＴＦＰＩ）
（4）フィブリン分解を促進する因子を分泌する（ｔ・ＰＡ）
など抗凝固・抗血栓性作用に満ちており、血液は流動性を保ち、体のすみずみまで栄養素や酸素を運搬できる。

内皮細胞による凝固制御機構は強力であり、トロンビンの生成はあくまで出血などの緊急時に限られている。しかし、病的な場合は例外である。たとえば、動脈硬化をきたした血管壁では、内皮上のトロンボモジュリンが減少し、かわりに凝固活性化因子であるＴＦの発現が高まる。抗凝固型から凝固促進型へ、血管壁が性質を変え、凝固制御系が破綻するのである。こうなると病巣部でトロンビン生成がおこり、続いておこるフィブリン形成、XIII因子活性化、血小板活性化により、血栓形成が促される危険性が高まる。

さらに、近年、多くの細胞表面上にトロンビン・レセプターが存在することがあきらかになり、血管構成細胞に対するトロンビンの作用も無視できないものと考えられるようにな

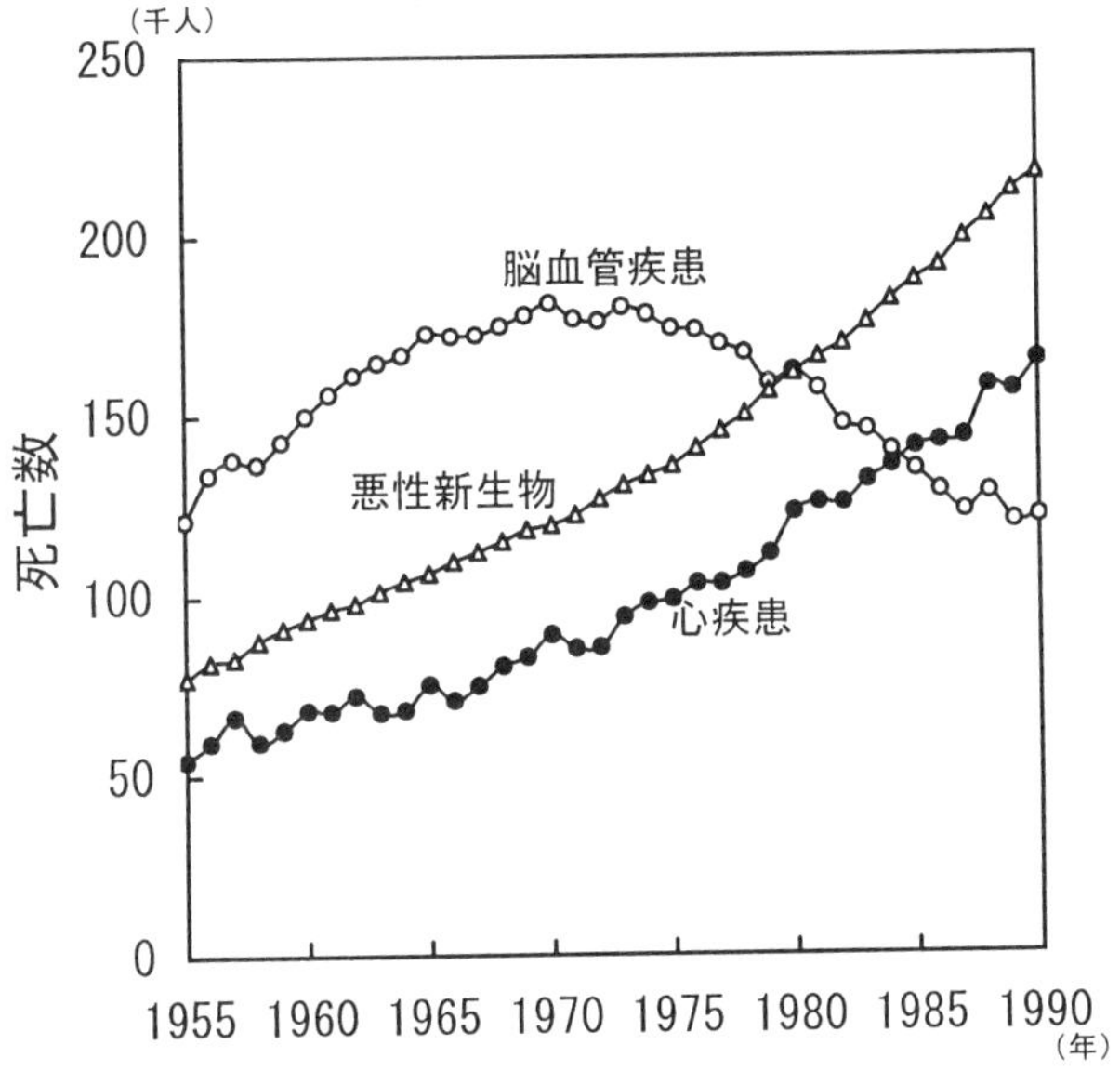

図Ⅳ-4　日本人の死因別死亡数の年次推移（厚生労働省）

った。たとえば、トロンビンは血管平滑筋細胞に対して増殖作用あるいは収縮作用を示すが、これらは血管腔の狭窄、ひいては血管閉塞を助長すると考えられる。このように、トロンビンは血栓形成において中心的な役割を担っており、血栓症治療においてトロンビンを制御することはきわめて重要であろうと考えられる（図Ⅳ-3）。

＊　＊　＊

私どもがコントロールすべき目標としてトロンビンを選んだのは一九七〇年代初めであった。時代の変遷と共に日本でも血栓症が注目されるようになり、事実、血栓症の患者数も増加していた（図Ⅳ-4）。当時、臨床薬として使用されていた抗凝固剤は、ヘパリンおよびワーファリンであった。ヘパリンはその効力を発揮するためにアンチトロンビンⅢを必要とし、血中のアンチトロンビンⅢの濃度によって効力が著しく変化する。また、ワーファリンは肝臓でのビタミンK依存性凝固因子（プロトロンビン、Ⅶ、Ⅸ、Ⅹ、プロテインC）の生合成を阻害することによって薬効を発揮するという複雑な作用機作をもつ。いずれも個体差、および病態に大きく依存し、薬効のコントロールが難しい。

私どもはこれら既存の薬剤と異なり、トロンビンを直接阻害し、かつトロンビンに選択的なインヒビターを目標に選んだ。

〝九番目のフェニルアラニン〟

血液凝固は連瀑説（cascade theory）といわれるように、通常は前駆体として血中に存在する不活性な酵素が順次活性化されてトロンビンを生成し、フィブリン塊を形成することによる。トロンビンをはじめとする血液凝固因子の多くは活性部位にセリンをもつタンパク分解酵素であり、基質（次の凝固因子）切断部位はArg-○結合である、という興味深い共通点が知られている。数あるアミノ酸残基の中でアルギニンの側鎖を選び、そのペプチド結合を切断するのである。

加えて、活性型因子（酵素）による次の因子（基質）活性化（選択）はきわめて厳密に行われる。たとえば、フィブリノーゲンをフィブリンに転換する作用をもつトロンビンは、通常プロトロンビンとし

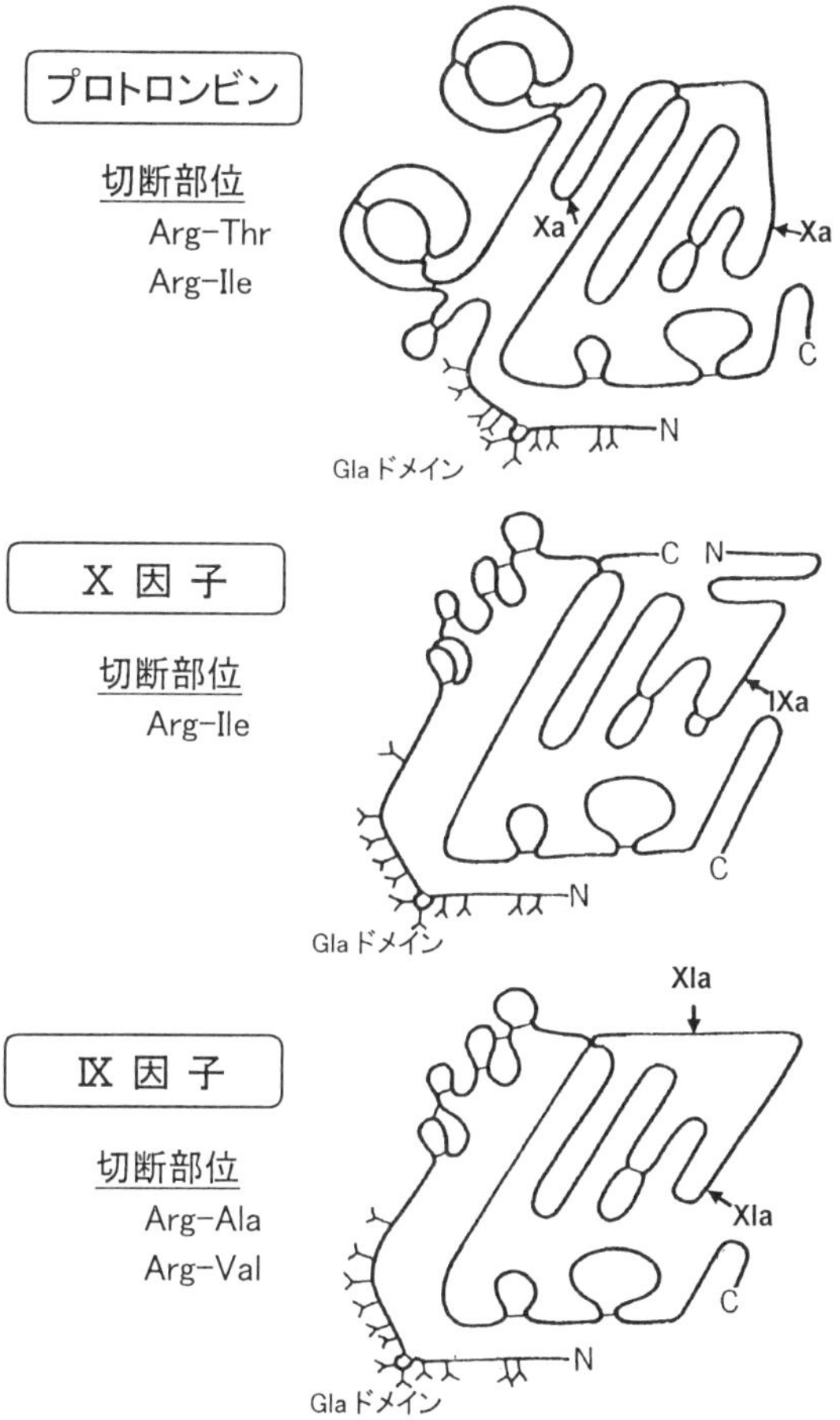

図IV-5　Xa、IXa、XIaはいずれもArg-○を切断する（文献（2）より改変・作図）

て存在し、Xaの作用を受けてトロンビンとなる。Xaはまた、通常は不活性な第X因子として存在し、IXaの作用を受けて活性型となる。この際のトロンビン、Xa、IXaの基質切断点はすべてArg-○結合であるにもかかわらず、これらの酵素とそれぞれの基質は一対一のかなり厳密な対応関係にあり、交換することはできない（図IV-5）。

このことは、これらの活性型凝固因子が基質を切断する場合に、（1）基質のアルギニン側鎖を認識する、という共通な性質の他に、（2）基質の〝どこか別の何か〟を読み取っていると考えると理解しやすい。〝では、どこか別の何か〟とはどこにあり、どのようなものなのだろうか？

このような問題を巡って、二つの方向の研究がなされてきた。一つは基質あるいはインヒビターの構造の中にその情報を求めようとする方向、もう一つは酵素の構造の中にその情報読み取り機構を求めようとする方向である。当時、トロンビンの立体構造に関する知見は皆無に等しく、トロンビンの酵素作用に関しては前者の方向の研究が専らであった。

＊　＊　＊

選択的なトロンビン・インヒビターの基本骨格として何を採択すべきか？　トロンビンを語るとき、その自然基質フィブリノーゲンに対する作用を抜きにすることはできない。

フィブリノーゲンはα、β、γのダイマーからなる分子量三四万の高分子タンパクである。消化酵素トリプシンがほとんどのArg/Lys-○結合（約三〇〇個）を切断するのに対し、トロンビンはわずか四

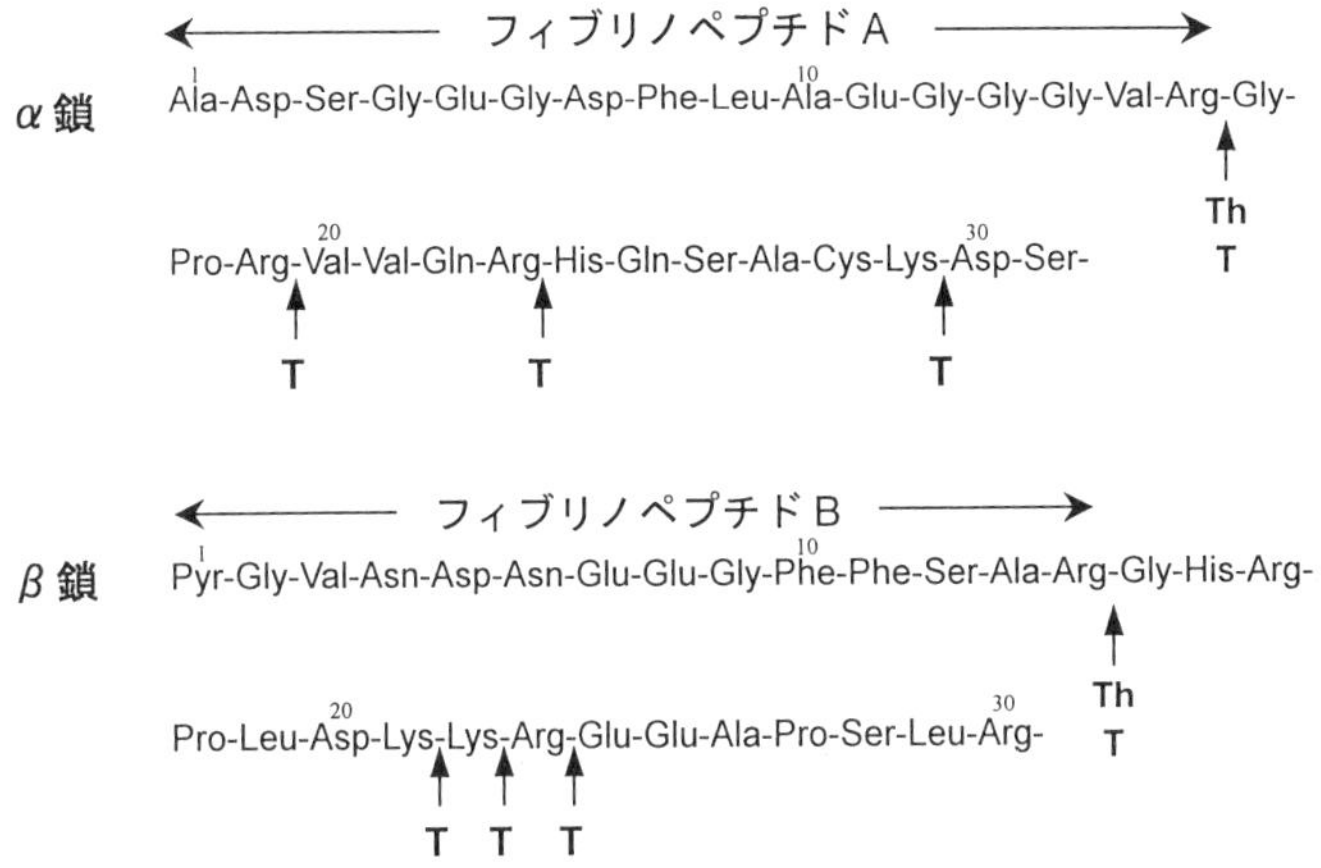

図Ⅳ-6　トロンビンとトリプシンによるフィブリノーゲン切断部位（文献（3）より改変）

トロンビンはフィブリノペプチドA、次いでフィブリノペプチドBとわずか4個のArg-Gly結合を切断するにすぎないが、トリプシンはほとんどのArg/Lys-○を切断する。図はフィブリノーゲンのN末部分について示す。（Th:トロンビンによる切断部位、T:トリプシンによる切断部位）

個のArg-Gly結合（α、β鎖各二個）を切断して不溶性のフィブリンにする（図Ⅳ-6）。

　カロリンスカ研究所のブロンベック（B. Blombäck）等は、この時遊離されるフィブリノペプチドAについて、種々の動物のアミノ酸配列を比較した。そして調べた一九種のフィブリノペプチドAすべてにおいて、（1）C末がアルギニンである、（2）C末のアルギニンから数えて九番目にフェニルアラニンが位置している、という事実に注目した（図Ⅳ-7）。

　トロンビンとフィブリノーゲンとの結合に際して、アルギニンはもちろんであるが、〝九番目のフェニルアラニン〟も

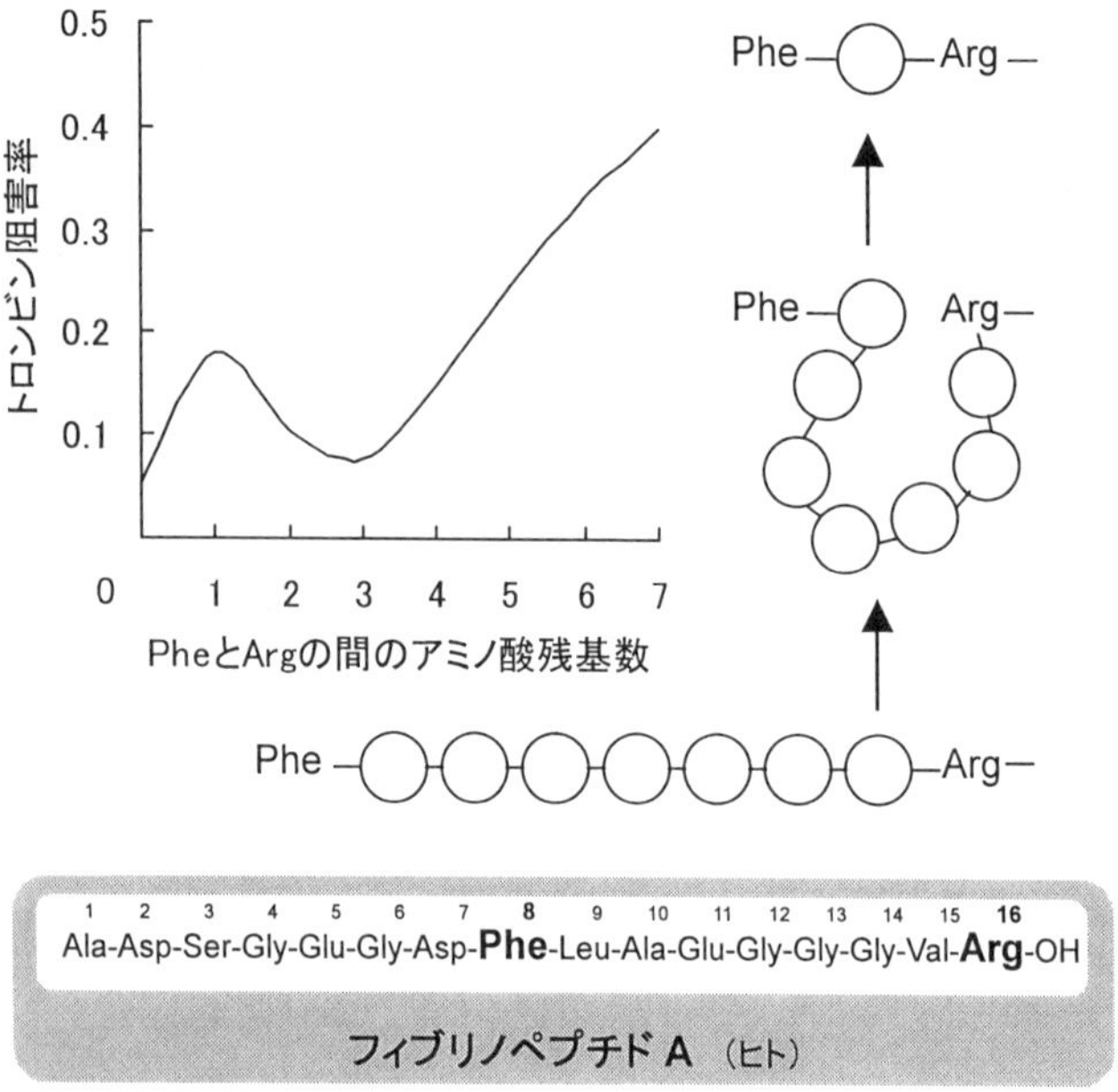

図Ⅳ-7　フィブリノペプチドAのアミノ酸配列
いずれの動物種においても“9番目のフェニルアラニン”は保存されており、トロンビンはArg16とPhe8の間の距離を読み取っている。

重要な役目を担っているのではないか、とブロンベックらは考えたのである。

この仮説を確かめるために、彼らはフェニルアラニン（Phe）とアルギニン（Arg）の間に位置するアミノ酸の数を〇〜七個まで変化させた化合物を合成し、それらの抗トロンビン作用を測定した。その結果は、ArgとPheの間のアミノ酸の数が一個の場合、抗トロンビン作用がかなり強く、二個、三個と弱くなり、四個で再び増強し始めて、七個（Argから数えて九番目にPheが位置する）で最も作用が

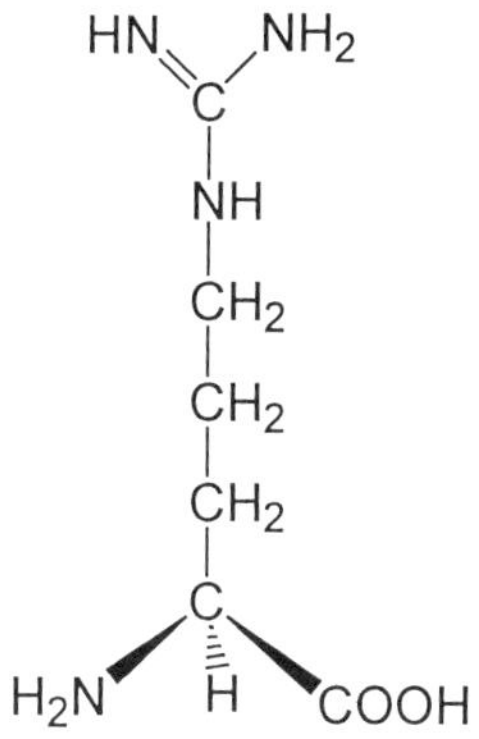

図Ⅳ-8　L-アルギニン

強いというものであった。

この結果について、Phe-○-ArgとPhe-○-○-○-○-○-○-Arg（○はアミノ酸を示す）では、後者がらせん構造をとれば両者におけるArgとPheの間の距離は同程度になると考えられることから、自然基質フィブリノーゲンの立体構造の中でのArgとPheは、ペプチド鎖を真っ直ぐに引き伸ばした場合よりもずっと近い距離に位置している可能性が示唆された。ここに、フィブリノーゲンのもつ情報の一部を具現すると考えられる小分子化合物Phe-Val-Arg-OCH_3が誕生した。

もう一つ示唆を与えてくれたのはシェリー（S.Sherry）らの、合成アミノ酸エステルTAME（tosyl-arginine methylester）はトロンビンの基質であると同時にインヒビターでもある、という仕事である。

これらの先達の仕事を基盤にして、自然基質フィブリノーゲンの情報を小分子合成化合物の中に取り込むことによりインヒビターを創製するという、私どものプロジェクトの合成化学研究が始められたのである。選ばれた基本骨格はアルギニンであった（図Ⅳ-8）。

TAMEから№２０５へ――選択的トロンビン・インヒビターの基本構造

多くの化合物の構造・抗トロンビン活性相関を調べ、トロンビン・インヒビターとして必須の構造要件を探り出していく、という研究方法にはイプシロンの項でも述べたように、簡単かつ阻害効果をはっきりみることのできる方法を用いることが肝要となる。

この目的のためにトロンビンによるフィブリノーゲン－フィブリン転換系を用い、凝固時間を二倍に延長するインヒビター濃度をI_{50}として阻害効果の指標とした。I_{50}値が小さい程インヒビターとしては強いことになる。ＴＡＭＥのI_{50}は一〇〇〇マイクロモルであり、なおかつこの化合物はトロンビンにより分解された。アルギニン骨格は保ったままC端及びN端の構造を系統的に変化させる、という手法で構造・活性相関を調べ、二〇五番目にＴＡＭＥに比べ一万倍阻害活性の強い化合物№２０５に辿り着いた（図Ⅳ－9）。

構造・活性相関から得られたトロンビン・インヒビターとしての必須要件は次のようにまとめることができる。

1　骨格はL－型アルギニンであること（リジンあるいはD－アルギニンは作用がない）

2　α－カルボキシル基（α－COOH）の置換基は炭素数四のアルキル鎖に相当するエステルまたはアミド、あるいはピペリジンのような環状炭素鎖であること

R_1	R_2		$I_{50}(\mu M)$
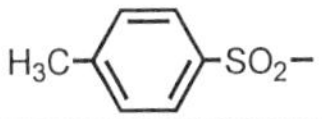	$-O-CH_3$	(TAME)	1000
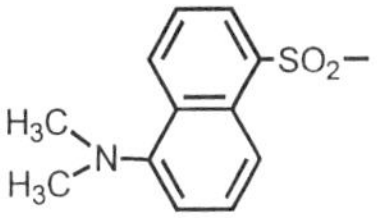	$-NH-CH_2CH_3$		100
	$-NH-CH_2CH_2CH_3$		5
	$-NH-CH_2CH_2CH_2CH_3$		3
	$-NH-CH_2CH_2CH_2CH_2CH_3$		150
	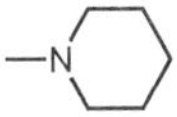		1
	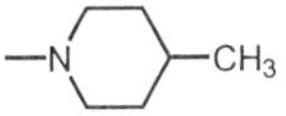	(No.189)	0.3
	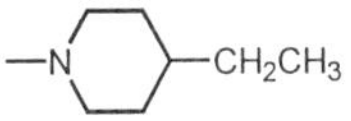	(No.205)	0.1
	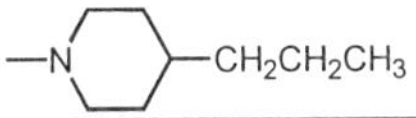		1

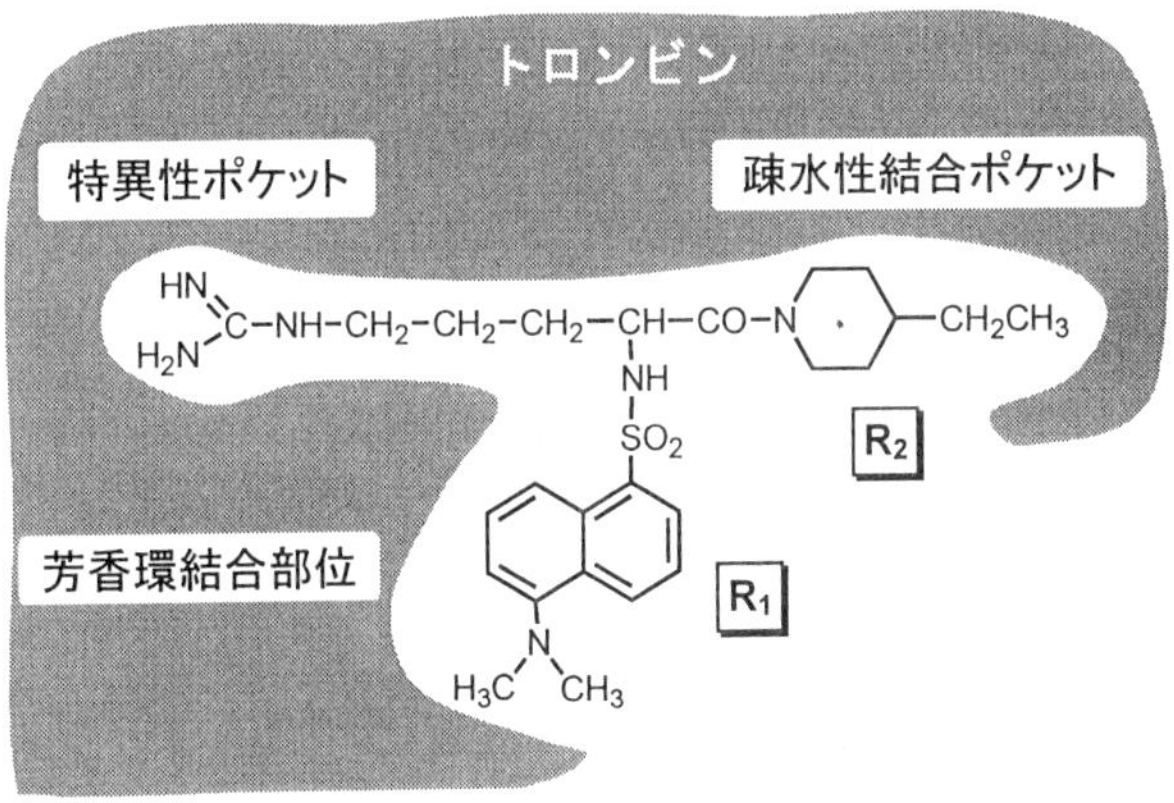

図Ⅳ-9　アルギニン誘導体の構造——活性相関とトロンビンの活性中心の立体地勢模式図

インヒビターのアルギニン側鎖、N端、およびC端に対応して、トロンビン側には底にマイナス荷電をもつ特異性ポケット、芳香環結合部位、及び炭素鎖4と5の間の長さに相当する疎水性結合ポケットがあると考えられる。

3　α-アミノ基（α-NH_2）の置換基はナフタレンスルフォニル基に代表される芳香環であること、すなわちアルギニンの側鎖グアニジノ基、C端置換基、N端置換基の三本足は抗トロンビン活性をもつ上できわめて大切であることが明らかになった。

代表的な抗トロンビン物質として選ばれた№１８９及び№２０５のフィブリノーゲン-フィブリン変換測定系でのI_{50}は〇・一〜〇・三マイクロモルであった（図Ⅳ-９）。この測定系でのフィブリノーゲン濃度は約三マイクロモルである。三マイクロモルのフィブリノーゲンと競り合って約五〇％阻害するのに、№２０５はわずか〇・一マイクロモルあればよいことになる。すなわち、№２０５は自然基質フィブリノーゲンを凌ぐ高いトロンビンとの親和性をもっていたのである。

　分子量五〇〇余りの小分子化合物でありながらこれほど強い阻害度をもち、かつトロンビンに選択的なインヒビターが存在するという画期的な事実とともに、№２０５はトロンビンの活性部位の立体地勢に対する新しい知見を与えた。インヒビターの三脚構造、すなわちアルギニン側鎖、N端、及びC端に対応して、トロンビン側には底にマイナス荷電をもつ特異性ポケット、芳香環結合部位、及び炭素鎖四と五の間の長さに相当する疎水性結合ポケットがあり、インヒビターはこの三つの部位でトロンビンと結合して強い阻害を示すと考えられた。

　スウェーデンではブロンベックらがPhe-Val-Arg-OCH_3がトロンビンにより分解されるという実験結果を発展させて、メチルエステルをパラニトロアニリドに置き換えた合成ペプチド基質Phe-Val-ArgpNAを報告した。

この化合物はトロンビンにより分解されて黄色の色素（パラニトロアニリン）を遊離するので、四〇五ナノメーターでの吸光度を測定することにより、トロンビンの活性を簡単かつ精度よく定量することができ、トロンビンの良い基質となった。さらに、ペプチドの種類を変えることにより、凝固・線溶・キニン系の諸酵素に対して各々特異性の高い基質が開発され、一九七〇年代は合成ペプチド基質の研究成果が続々と発表され、また凝固・線溶系諸因子の活性測定の自動化が促進された。

合成ペプチド基質を利用して速度論的解析を行ったところ、No.２０５のトロンビンに対する阻害は競合的であり、酵素の活性部位を基質と奪い合う形で阻害することがうかがわれた。阻害定数Ki[*2]は三七ナノモルと非常に小さく、トロンビンに対する親和性がきわめて高いことが示された。その阻害は直接的かつ可逆的であり、ヘパリンのようにアンチトロンビンⅢなどの補助因子を必要としない。塩基性のアミノ酸残基アルギニン及びリジンに特異性を示すという点でトロンビンに類似した他の酵素、すなわち、トリプシン、プラスミン、Xa及びウロキナーゼに対するKiが、トロンビンに対するKiよりも約三〇〇〜一万五〇〇〇倍大きいという成績が得られ、No.２０５がきわめて高度のトロンビン選択性をもつことが示された（図Ⅳ-10）。

〝トロンビンを阻害するか？〟「Ｙｅｓ」

〝どうやって阻害するか？〟「活性部位での競合的阻害」

〝トロンビン以外の酵素を阻害するか?〟「阻害しない、トロンビンに選択的」

当初求めていた夢はここに№189および№205として現実に私どもの手中にあった。一九七四年。

＊　＊　＊

№189あるいは№205で血栓症を制御できるか?　これが次の問題であった。この答えとしてはまず簡単な動物モデルで効果を調べること。しかし、№189も№205もウサギに静注するとすぐ消失してしまい、血中濃度が保てない。急性毒性も強いので、一度にあまり大量に注射すると死んでしまう。動物実験をするには血中濃度を変化させる必要があったが、あまりに急激に血中から消失するため、動物実験には使えないのでは、との危惧が生じた。

血液と混合して放置しても抗トロンビン活性は消失しないので分解ではなさそうであった。分布容量を概算すると体液の数倍という考えられない値が出た。小分子化合物なので血管内外の移動は自由であろうと考えられ、細胞外液に分布するとは予測していたが、細胞内液まで分布すると仮定したものよりさらに大きい数値であった。このことは血中及び組織タンパクとの結合性に起因していたのであろうと考えられた。

血中濃度を保つために点滴でやったらどうか、ということになり、持続点滴をして初めて血中濃度を維持できるようになった。一番簡単な系として、ウサギにトロンビンを注入し、フィブリノーゲンと血小板の減少を指標として、インヒビターの効果をみた。

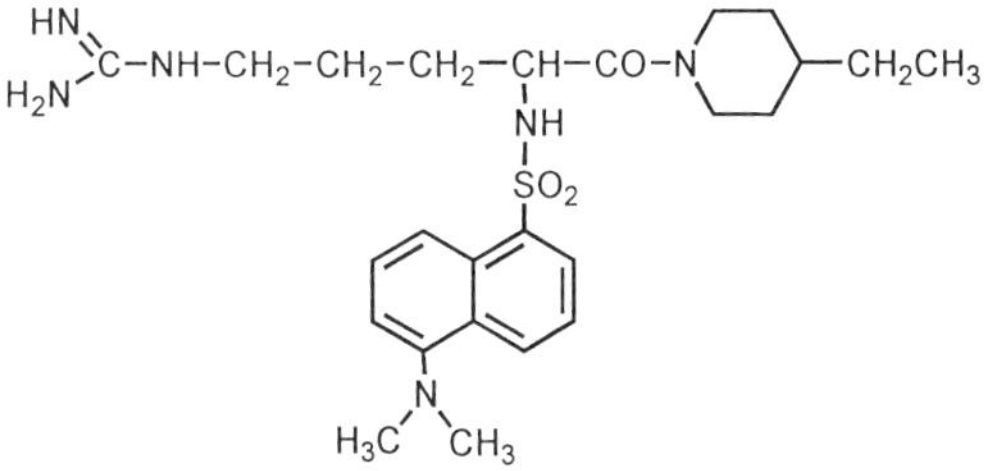

酵素	Ki (μM)
トロンビン	0.037
トリプシン	10
プラスミン	500
Xa	570
ウロキナーゼ	170

図Ⅳ-10　No. 205の酵素選択性
No.205はトロンビンを強く阻害するが、他の酵素に対しては阻害が弱く、きわめて選択的なトロンビン・インヒビターである。

トロンビンを急激に注入するとウサギは死亡するが、ゆっくり少量ずつ注入すると、ウサギは死亡しないで血液中のフィブリノーゲンと血小板が減少していく。このフィブリノーゲンと血小板の減少を№189あるいは№205の点滴静注により濃度依存的に阻止することができた。

この実験は非常に単純ではあるが、試験管内で強くかつ選択的な作用をもつ抗トロンビン物質が生体内でも有効であることを示しており、抗トロンビン物質を用いて血栓症をコントロールできる可能性を初めて示したものであった。この時点で〝抗トロンビン剤をつくる〟ということの方向性は確立したと考える。成果は一九七五年神戸で開催された日米セミナーで報告した。

これは日本から発信された世界で初めての〝選択的かつ強力なトロンビン・インヒビター〟である。

No.205からNo.805へ――毒性低減の試み

No.205は選択的トロンビン・インヒビターとしての構造要件を備えているが急性毒性が強く（LD_{50}・・八〇ミリグラム／キログラム、マウス腹腔内投与）、医薬としての応用が難しいという問題点があった。化学構造の修飾がさらに行われ、C端へのカルボキシル基（COOH）の導入は画期的な低毒化をもたらしたのである。このシリーズの化合物で阻害活性も急性毒性もほぼ満足できる候補としてNo.407を得た（図Ⅳ-11）。

さらにアルギニン骨格はそのままで、N端とC端に化学修飾を重ねて七〇〇番目に、低毒性で高活性をもつ抗トロンビン物質を得たのは一九七七年八月であった。さらにNo.700のC端の四つの立体異性体が分離されたが[*3]、これらの抗トロンビン作用は、（2R、4R）、（2R、4S）、（2S、4R）、（2S、4S）と順に弱くなり、最も強い（2R、4R）体と最も弱い（2S、4S）体では約一万五〇〇〇倍という驚くべき差を示した。

選ばれた（2R、4R）体はその合成番号からNo.805、あるいはMD805、次いでアルギピジン、そしてアルガトロバン（arginine derivative thrombin antagonist）と命名され、多くの臨床試験を経て

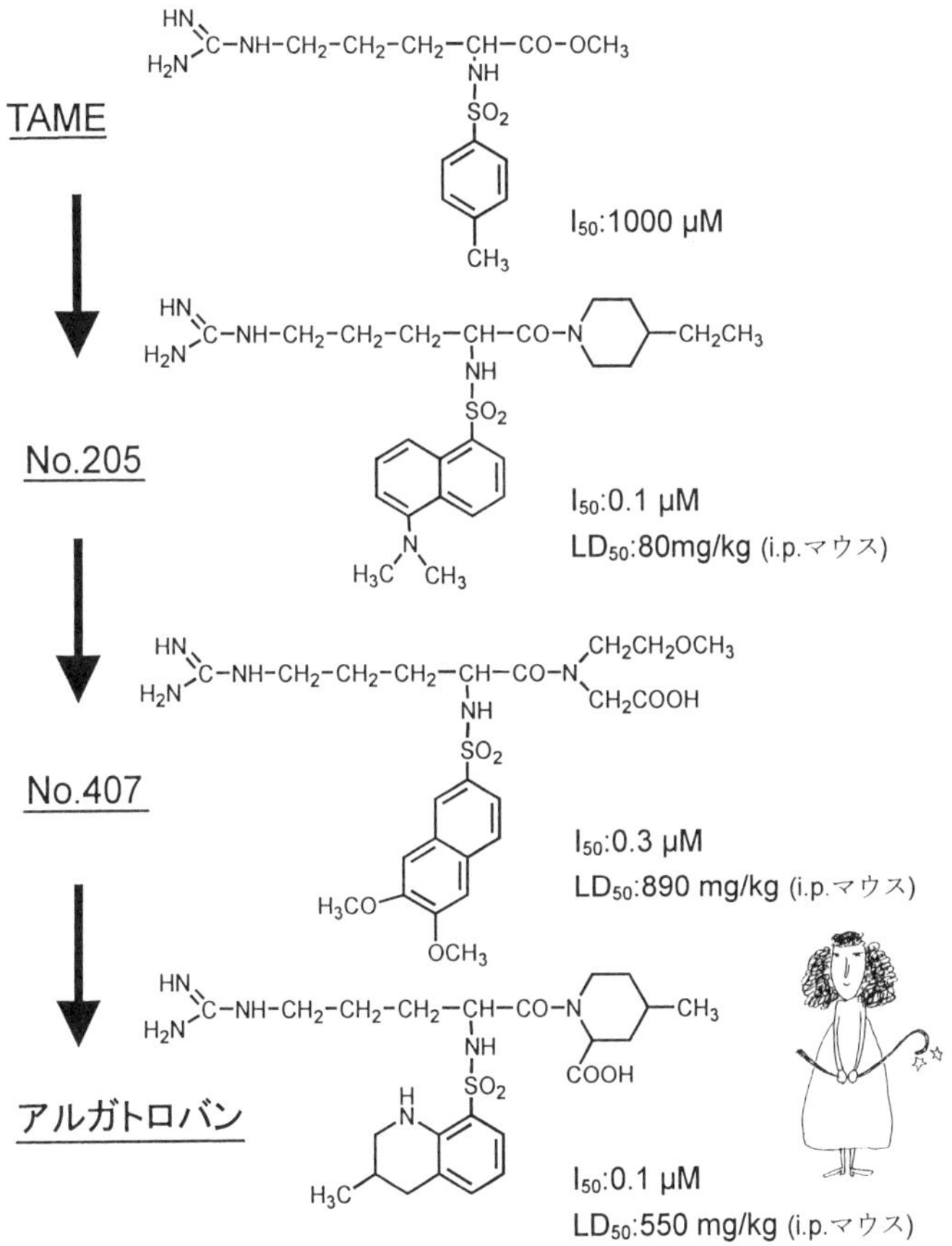

図Ⅳ-11　魔法の杖は3度振られた

一九九〇年に慢性動脈閉塞症、一九九六年に脳血栓症及びアンチトロンビンⅢ欠損患者の腎臓透析への臨床適応が日本で認可された。二〇〇〇年六月には米国でヘパリン起因性血小板減少症（ＨＩＴ：heparin-induced thrombocytopenia）への適応が認可されるに至り、さらに適応症が拡大されつつある。

アルガトロバンの特長

アルガトロバンはトロンビンを拮抗的に阻害し、なんらの補助因子を要することなくそれ自身でトロンビンの活性部位の関与する反応を阻害する。これはお互いをお互いの補助因子として依存しあうヘパリン-アンチトロンビンⅢと大きく異なる点であり、アルガトロバンの安定な薬効につながっている。

アルガトロバンはトロンビンに選択的なインヒビターであり、プラスミンに対する阻害はほとんどみられない。従って、トロンビンによるフィブリン形成や血小板の凝集は抑制しつつ、プラスミンによるフィブリン溶解は阻止しないという図式が成立する。血栓症などの治療においてこのトロンビン選択性はきわめて望ましい特長である。

トロンビンはフィブリンを生成し、生じたフィブリン塊に取り込まれる。フィブリン塊に取り込まれたトロンビンはなおも生きており、依然としてフィブリン形成および血小板凝集などの作用をもち、血栓の成長を促す。このフィブリンに結合したトロンビンは、アルガトロバンによって強く阻害されるが、一方、アンチトロンビンⅢ–ヘパリンあるいはヒルジンによる阻害を受けにくい。このことは、「フィブリン中のトロンビン」によるフィブリンのまわりの新たなフィブリン形成や血小板凝集を阻止することにより血栓の増大を防ぐという、抗血栓剤としてのアルガトロバンの有利な特徴となっている。

アルガトロバンは小分子（分子量五〇九）であるために血管外の局所での凝固活性化をも効果的に阻止することが期待される。たとえば、関節腔等はその好例である。慢性関節リウマチ患者関節においてフィブリン様物質の沈着がみられ、関節腔内での凝固系活性化が示唆されていたが、私どもは慢性関節リウマチ患者関節液中のトロンビン–アンチトロンビンⅢ複合体（ＴＡＴ）が変形性関節症患者関節液のそれに比べ約一〇倍も高いことを見出し、関節腔内でのトロンビンの活性化を証明した。

トロンビンが慢性関節リウマチの病態進展の原因か結果かは不明であるが、興味ある事実としてトロンビンが関節軟骨からのプロテオグリカン（軟骨の構成成分）の放出、あるいは滑膜細胞の増殖を促すことが報告されている。トロンビンによる軟骨プロテオグリカンの放出は用量依存的であり、アルガトロバンで強く阻害される。止血・血栓に絡んだいわゆる凝固作用以外に骨、軟骨をはじめとする種々の細胞に対する広範なトロンビンの作用を明らかにするうえで、アルガトロバンはその高度の酵素選択性の故に有用な手段となろう。また、トロンビンのこれらの作用をアルガトロバンがどのように修飾するかは、病態解明のみならず新しい治療原理の開拓につながる興味ある分野である。

酵素選択性の謎

消化酵素トリプシンとキモトリプシンは基質特異性が異なっており、トリプシンは塩基性アミノ酸（アルギニンやリジン）のC末側のペプチド結合を、キモトリプシンは芳香族アミノ酸（フェニルアラニンやチロシン）のそれを切断する。

ショウ（E. Shaw）らはTLCK（トシルリジンクロロメチルケトン）およびTPCK（トシルフェニルアラニンクロロメチルケトン）という二つのクロロメチルケトン化合物を用いてタンパク分解酵素が基質を選択する仕組みを調べ、トリプシンはTLCKで不活化され、一方、キモトリプシンはTPCKで不活化されることを示した（図Ⅳ–12）。このことはこれら酵素の特異性ポケットの構造とよく対応しており、トリプシン型酵素ではAsp189が特異性ポケットの底にあることによると説明される。血液凝固・線溶・キニン系の酵素（因子）のほとんどはTLCKで不活化されるトリプシン型である。

＊　＊　＊

酵素活性部位の立体地勢に関して私どものアルギニン誘導体の構造・活性相関は興味深いデータを提供した。

アルガトロバンにはそのC端部分に2–カルボキシル基（2-COOH）と4–メチル基（$4\text{-}CH_3$）に関して四つの立体異性体がある。図Ⅳ–13ａはこれら四つの立体異性体の酵素阻害活性を示している。抗ト

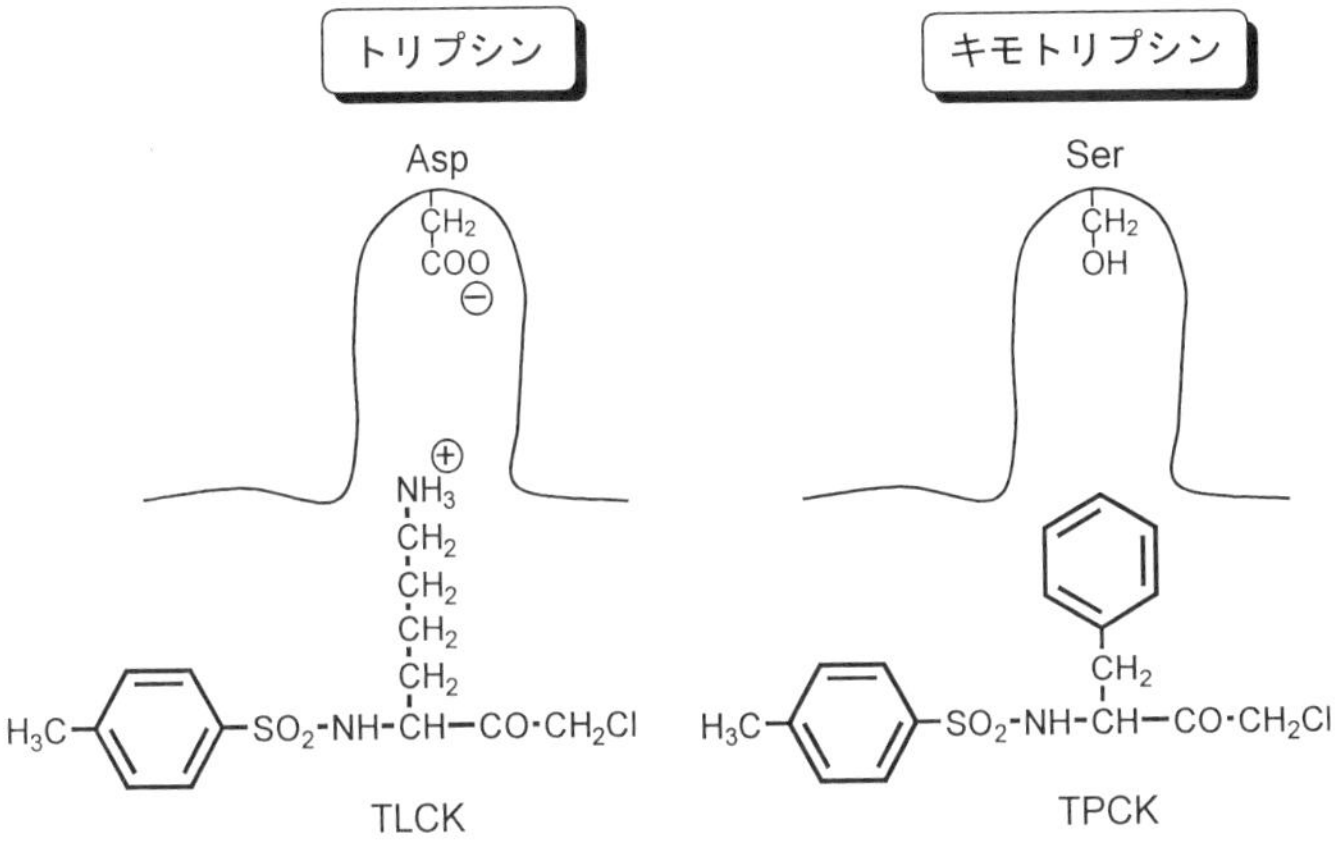

図IV-12　トリプシンとキモトリプシンの特異性ポケットを示す模式図
トロンビン、プラスミン、Xaなど凝固・線溶系の多くの因子はトリプシン型酵素である。

ロンビン活性は（2R、4R）、（2R、4S）、（2S、4R）、（2S、4S）と順に弱くなり、最も強い（2R、4R）体と最も弱い（2S、4S）体では約一万五〇〇〇倍という驚くべき差を示した。

抗トリプシン活性についても、阻害活性は弱いながら、（2R、4R）、（2R、4S）、（2S、4R）、（2S、4S）の順に、しかもトロンビンの場合と同程度に弱くなっていった。プラスミン、Xaに対する阻害度は全体にきわめて弱いが、（2R、4R）体が最も強いインヒビターであることには変わりなかった。このことから、トロンビンとトリプシン（そしておそらくプラスミン、Xa）の疎水性結合ポケットのピペリジン結合部位は大変よく似た立体地勢をもっていることが示唆された。

a)

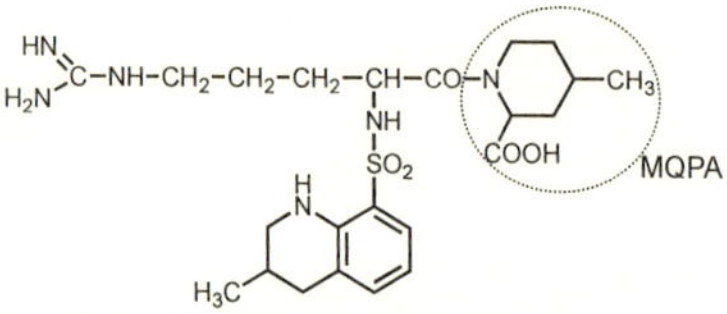

	Ki (μM)			
	トロンビン	トリプシン	Xa因子	プラスミン
(2R, 4R)MQPA	0.019	5.0	210	800
(2R, 4S)MQPA	0.24	30	>500	>500
(2S, 4R)MQPA	1.9	690	>1500	>1500
(2S, 4S)MQPA	280	>500	>500	>500

b)

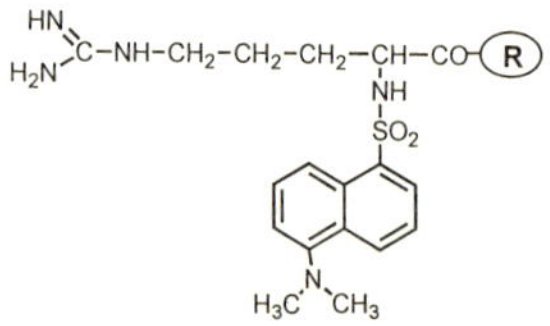

R	トロンビン	トリプシン
	Ki (μM)	I_{50}(μM)
	25	25
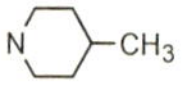	8.6	8.6
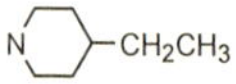	6.8	6.8
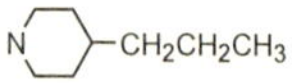	5.4	5.4
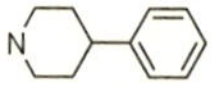	2.2	2.2

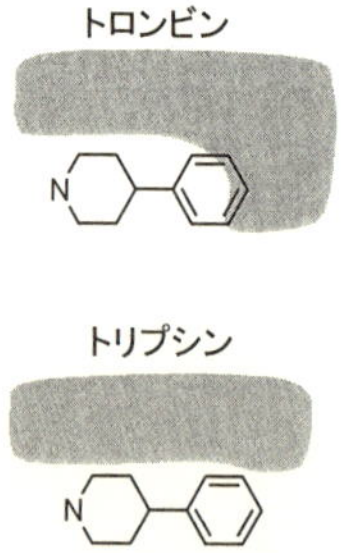

図Ⅳ-13　トロンビンとトリプシンの疎水性結合ポケット

(a)トロンビンとトリプシン（そしておそらくプラスミン、Xa）の疎水性結合ポケットのピペリジン結合部位は大変よく似た立体地勢をもっている。加えて、(b)トロンビンの疎水性結合ポケットは浅いポケット状であり4-フェニル基を許容できないが、一方、トリプシンでは疎水性結合ポケットは破れており底がないため、4-フェニル基の導入により阻害効果は低下しない。

	◆── ループ60 ──◆													
	57			60	A	B	C	D	E	F	G	H	I	61
トロンビン	H	C	L	L	Y	P	P	W	D	K	N	F	T	E
トリプシン	H	C	Y	K	−	−	−	−	−	−	−	−	−	S

図Ⅳ-14　ループ60のアミノ酸配列

さらに興味深いことには、ピペリジンの4位へのフェニル基の導入は抗トロンビン活性を著しく低下させたのに対し、トリプシンについては低下させないばかりかむしろ増強させる傾向にあったのである（図Ⅳ-13b）。すなわち、トロンビンの疎水性結合ポケットは浅いポケット状であり4-フェニル基を許容できない。

一方、トリプシンでは底が破れてしまっていてポケットになっていない。プラスミン、カリクレイン、ウロキナーゼに対する阻害効果はもともと非常に弱いが、4-Pheの導入により阻害効果は低下せず、むしろ強くなる傾向を示し、これらの酵素はトリプシン型の破れポケットをもつ可能性が高い。

* * *

構造と阻害活性の相関から得られた酵素活性部位の立体地勢は、アルガトロバンとトロンビンのX線結晶解析のデータを利用して確かめることができた。トロンビンとトリプシンのアミノ酸配列はよく似ており、ともにAsp189を特異性ポケットの底にもつ。しかし、トロンビンにはアミノ酸の挿入が多く、活性部位近傍のアミノ酸配列六〇番目には残基数九個よりなる挿入ループ（ループ60）がある（図Ⅳ-14）。

アルガトロバン―トロンビン複合体X線解析座標を用いて、ピペリジンの4位のメチル基の代わりにフェニル基を導入すると明らかにトロンビンと衝突する。衝突の部位はループ六〇であった。すなわち、トロンビンではループ六〇でポケットの底がふさがれていたのである。トリプシンでは挿入ループはなく、ここは広く空いており、ピペリジンの4位に導入されたフェニル基はぶつからない（図Ⅳ―15／巻頭カラー口絵参照）。

自然のインヒビターにもトロンビンのループ六〇が結合を邪魔している例がみられる。ウシ膵液のトリプシン・インヒビター（BPTI）はトリプシンを強く阻害するが、トロンビンを阻害しない。トロンビンのX線解析座標にBPTIをドッキングさせると、BPTIはトロンビンのループ六〇とぶつかり、トロンビンに結合できないことがわかる。ループ六〇があることにより、トロンビンはトリプシン・インヒビターによる不活化を免れている。

インヒビターとの反応のみならず、挿入ループはトロンビンと基質との反応における高度の選択性にも与っているのかもしれない。多くの種類のタンパク質を含む血液中で特定の基質にのみ作用するには、有象無象には目もくれないという機構が必要であろう。疎水性結合ポケットを形作っている挿入ループはトロンビンの高度の基質選択性を支える機構なのではあるまいか。

検証――〝九番目のフェニルアラニン〟

〝九番目のフェニルアラニン〟は研究を進めていく上で暗夜の灯火であった。当時の神戸大学医学部第一生理は岡本彰祐教授のもと、助教授、講師はじめ、大勢の大学院生・研究生と多士済々、和気あいあいのにぎやかな雰囲気であった。しかし、面白い研究成果がいつもいつもあるわけはない。給料は安く、医学部の古い校舎がたまらなくわびしく思えるときもあった。そんな頃、薄暗い図書館の書架からとりだした古いジャーナルの中に、恩師山科郁男、B・ブロンベック両教授の共著論文を見つけた時のうれしさを私は忘れることはできない。山科教授には岡本教授の教室に紹介していただき、ブロンベックは抗トロンビン剤研究の道しるべとなった〝九番目のフェニルアラニン〟の論文の著者である。しっかりした仕事をしておけばいつか誰かがそれを踏み台にして新しいアイデアを膨らませることができるという、大きな川の流れをみた思いであった。

ブロンベックは一九七五年神戸で開催された日米セミナーで来日し、バイキングの末裔のような風貌に、独特の節回しの英語と温かい人懐っこい笑顔が印象に残った。遥かかなたの存在であった二人の偉大な先達の積み重ねの上に、小さくても押し流されない一里塚を付け加えることができるかもしれないと、自ら励ましていた。当時、構造-活性相関を見ていく上で、三菱化成で合成された化合物の酵素阻害活性を正確に調べるということがまず基本であった。

現在、多くのタンパク質のX線解析のデータが蓄積され、酵素の立体構造について原子レベルでみることができる。一九九〇年代に入って、トロンビンの結晶解析データが次々と報告され、アルガトロバン–トロンビン複合体のX線結晶解析は一九九一年D. W. Banner & P. Hadvaryにより、また一九九二年H. Bradstetter等により報告された。小分子合成インヒビターは結晶化に有用であるばかりでなく、酵素の活性部位を視覚化する上でも大いに役立っている。

酵素–インヒビター複合体のモデルとしては、すでに一九七〇年代にトリプシン–SBTI（大豆トリプシン・インヒビター）あるいはトリプシン–BPTIの構造が明らかにされており、SBTIのArg63あるいはBPTIの Lys15 の側鎖が酵素の特異性ポケットの底にあるAsp189 と結合することが示されていた。

アルガトロバンはSBTIやBPTIとちがって可逆的なインヒビターであるが、アルギニン側鎖はこれらと同じように特異性ポケットに入っていき、Asp189と結合するだろうと私たちは考えていた。

X線結晶解析の結果は、アルガトロバンの特異性ポケットへの入り方はSBTIあるいはBPTIのそれとは少し異なるという。酵素–基質複合体の場合を〝基質モード〟とすれば、SBTIやBPTIの場合はこれに当たる。もちろんフィブリノペプチドAもトロンビンとこの様式で結合する。一方、アルガトロバンはこれらとは異なって少し離れた位置から入っていき（〝インヒビターモード〟）、しかし

* * *

なおアルギニン側鎖の頭部は特異性ポケットの底のAsp189と相互作用している。

最近私は報告されたアルガトロバン-トロンビン複合体およびフィブリノペプチドA-トロンビン複合体の結晶解析データを重ね合わせて、〝九番目のフェニルアラニン〟の意味を検討した。トロンビンと結合したアルガトロバンのN端部分はトロンビンと結合したフィブリノペプチドAのなんと(!)〝九番目のフェニルアラニン〟と同じ位置に重なるのである。すなわち、アルガトロバンは〝九番目のフェニルアラニン〟をその小さな分子内に具現していることが明らかとなった。(図Ⅳ-16/巻頭カラー口絵参照)

アルガトロバンの位置づけ

止血機構からみて、抗血栓剤としては抗凝固剤、抗血小板剤、線溶促進剤、血管拡張剤があげられよう。広く予防的見地から言えば血管が傷害されないよう、脂質代謝改善剤、抗酸化剤等も入るかもしれない。これらのうち抗凝固剤としては、ヘパリンに代表される間接的抗トロンビン剤、アルガトロバンに代表される直接的抗トロンビン剤、およびワーファリンに代表されるビタミンK拮抗剤の三つにわけられる(表Ⅳ-2)。

①間接的抗トロンビン剤——ヘパリン

ヘパリンは一九一〇年代米国のハウエル(W.H.Howell)の研究室で医学生であったマックリーン

表Ⅳ-2　抗凝固剤

	ヘパリン	アルガトロバン	ワーファリン
構　　造	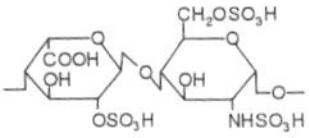 主成分	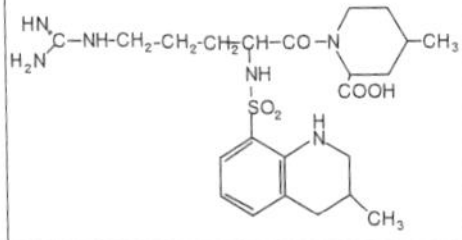	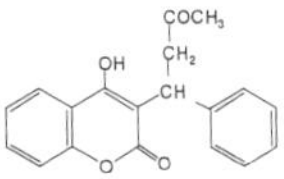
分子量	5，000〜30，000	509	308
作用機序	アンチトロンビンⅢと複合体を形成し、トロンビンおよびXaを阻害する。	活性中心に直接結合してトロンビンを選択的に阻害する。	VK に拮抗して、活性のない VK 依存性凝固因子((PIVKA)を産生させる。
投与方法	注射剤	注射剤	経口剤

(J.McLean)により発見された。動物の肝臓からリン脂質を抽出してその凝固促進作用を測定する、というのがマックリーンのアルバイト生としての仕事であったが、意外にも抽出物には強力な抗凝固活性があり、ハウエルは肝臓のラテン名にちなんでヘパリンと命名したという。

ヘパリンは血液中の凝固阻止物質アンチトロンビンⅢの補酵素として、トロンビン、Xaおよび XIaに対する不活化作用を増強することにより、抗凝固作用を発揮する。体外循環の維持や血栓症の予防・治療に幅広く用いられている。

近年、ヘパリン療法中に時に血小板数の減少と血栓症の合併（ヘパリン起因性血小板減少症：ＨＩＴ）がみられ、臨床上重篤な副作用となっている。本来抗凝固作用を期待されて投与されたヘパリンが逆に血栓形成の引き金になる、という矛盾した現象が生じるのである。血小板内の顆粒から放出される血小板第４因子はヘパリンと結合してヘパリンの作用を中和するためヘパリン中和因子といわれる。ヘパリンそれ自身は抗原性をもたないが、血小板第４因子と結合した複合体は抗原性をもつようになり、抗体が産生される。ここにヘパリンが投与されると、ヘパリンは血小板上の血小板第4因子と結合し、生じた複合体に抗体が F(ab) 部分で結合する。抗体のFc部分は近くの（あるいは同じ）血小板膜上のFcレセプターと結合し、血小板を活性化するという。血小板の活性化は血小板血栓形成とともに血液凝固反応を促進し、血栓形成を助長する。

この場合、抗原となっているヘパリンの投与を中止しなくてはならない。抗凝固剤として何を用いたらよいのだろうか。

従来の抗凝固剤としてワーファリンがあるが、ワーファリン投与は凝固亢進状態を招く危険性があるとの警鐘が発せられている。ワーファリンはビタミンK依存性凝固因子の生合成を抑制することにより抗凝固作用を発揮するが、ビタミンK依存性因子には凝固因子であるⅨ、Ⅹ、Ⅶ、プロトロンビンの他に、抗凝固作用をもつプロテインCも含まれている。しかも生体内半減期はプロテインCが最も短いため、ワーファリンにきりかえたあと凝固亢進状態を招く危険性があるというのである。

HITに対して直接的トロンビン・インヒビターの有用性が検討され、二〇〇〇年六月には米国FDAによりアルガトロバンのHITへの適応が認可された。作用機作の異なるいくつかの抗凝固剤をもつことの大切さが示された例である。

②直接的抗トロンビン剤

直接的抗トロンビン剤は補助因子を必要とせずそれ自身でトロンビン阻害作用を示すものであり、その作用機作の違いから、トロンビンの（1）活性部位に作用する活性部位指向型、（2）活性部位と陰イオン結合部位の両方に作用する二機能型に分類できる。

（1）活性部位指向型インヒビター

アルガトロバンはこの代表格であるが、アルギニンを骨格とするアルガトロバンに対し、アミジノ化合物を中心とする一連のプロテアーゼ・インヒビター研究の流れがある。

ジェラッツ（J.D. Geratz）らは一九六七年ＡＰＰＡ（amidinophenylpyruvic acid）の抗トリプシン作用を報告したのを始め、ベンザミジン誘導体を中心に精力的に合成し、抗トリプシン活性と抗トロンビン活性を報告した。後に旧東独のマルクヴァルト（F. Markwardt）らはＡＰＰＡの抗トロンビン作用に注目し、その抗血栓作用を検討した。彼らはさらに、多くのアミジノベンゼン誘導体を合成し、抗トロンビン物質探索研究を行ったが、アミジノベンゼン誘導体はいずれもトロンビン選択性に劣り、トリプシン、プラスミンをもほぼ同等に阻害する。選択的かつ強力な抗トロンビン物質はこのシリーズからは見出されていない。

彼らの仕事は時期的に私どもの仕事と重なり、一九七六年に私どもがアルギニンを骨格とする基本的な抗トロンビン構造№２０５を報告して後、アミジノベンゼンに三脚構造をもたせたアミジノフェニルアラニンを骨格とする研究に軸足を移している。その結果、アルガトロバンに比べて酵素選択性は劣るが抗トロンビン作用がやや強いＮＡＰＡＰ(N^{α}-(2-naphthylsulfonyl-glycyl)-4-amidinophenylalanine piperidine amide) を得た。ただし、この物質は臨床薬としては日の目を見ていない。

(2) 二機能型インヒビター

トロンビンの活性部位と陰イオン結合部位の二点に結合するインヒビターを指し、ヒルジン、ヒルログなどがこれに当たる。

吸血動物は唾液中に、相手動物の血液凝固を阻止する物質をもっており、栄養源となる血液が吸血中に凝固するのを防いでいる。抗凝固物質として研究が進んでいるのは吸血ヒル(Hirudo Medicinalis)の唾液に含まれるヒルジンである。ヒルジンの精製と抗凝固剤としての応用はマルクヴァルトらによって進められた。ヒルジンは六五個のアミノ酸からなる分子量約五〇〇〇の強力かつ選択的な抗トロンビン物質である(図Ⅳ-17)。ヒルジンはそのＮ末ドメインでトロンビンの活性部位と、また陰イオンに富むＣ末ドメインでトロンビンの陰イオン結合部位と結合し、きわめて強い阻害を示す。

近年、遺伝子操作によりリコンビナントのヒルジンが造られるようになってこの研究は加速し、臨床応用を目指して検討がなされている。しかしヒルジンはタンパク質であり、抗原性の出る可能性を否定できない。

抗トロンビン物質ではなく線溶活性化物質を出す動物も知られている。吸血コウモリはプラスミノー

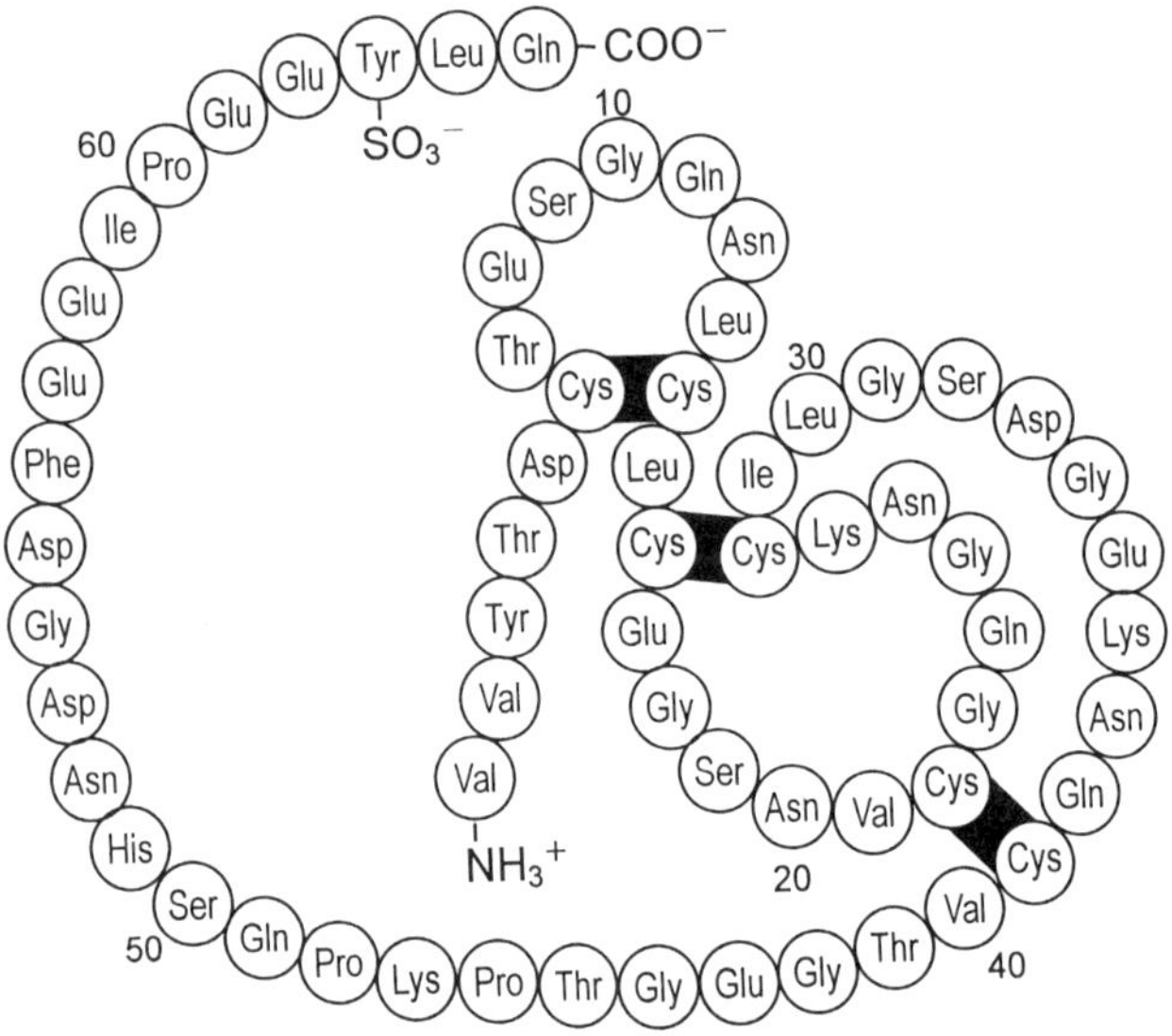

図Ⅳ-17　ヒルジンの構造

ゲン・アクチベーター（Bat t・PA）を分泌し、吸血した血液の凝固を防ぐという。何とかして生きのびんとする生物の工夫には涙ぐましいものがあり、その精巧さには驚かされる。

③ビタミンK拮抗剤――ワーファリン

ワーファリンに代表されるクマリン誘導体はビタミンKの構造類似体である。ビタミンKは肝臓におけるプロトロンビン、Ⅶ、Ⅸ、Ⅹ、プロテインCの生合成の最終段階であるグルタミン酸のガンマカルボキシグルタミル化（Gla化）に必須である。クマリン誘導体はビタミンKに拮抗してGla化を阻止し、Glaのない（したがって凝固活性のない）タンパク質を生成することにより抗凝固作用を発揮する。

経口剤であるという利点はあるが、生合成過程に効いていくために薬効発現までに数日を要する、個体差がある、骨代謝に影響を与える、等の難点がある。

科学の流れの中で

一九六七年、大学四回生の夏、神戸大学医学部生理学教室で初めてお会いした岡本教授は「あと、一〇年あります。もう一つ薬を作りたいと思っています」と言われた。とにかく次から次へと出てくる新しい言葉を受け止めるのに精一杯で、疲れ果てて京都に帰ったことと、この言葉だけは鮮明に覚えている。今思えば、これが私と岡本彰祐、そしてトロンビン・インヒビターへと続く出会いであった。

もう三三年も前になる。よく昨日のことのように思うと書いた文章をみて、まさか！と思うことがあったが、本当にそうなのである。そして今、アルガトロバンという形でトロンビン・インヒビターの夢は現実になり、世に出て医療の現場で役立っている。この研究に携わり、「創り出す」という貴重な過程に参画できたことをありがたいと思う。

薬を創る過程は(1)生体に投与できる有効物質を創ること、(2)病態モデルで有効性を示すこと、(3)ヒトでの有効性を示すこと、(4)さらなる適応拡大、と概括できよう。アルガトロバンは今(4)の段階にある。神戸大学、三菱化成の研究陣のみならず、国内外の数えきれないほどの多くの方々の汗、涙、情熱を受けて、アルガトロバンという世界で初めての直接的抗トロンビン剤は誕生した。たくさんの人に「抱っこ」されて子供は育つという。アルガトロバンも閉塞性動脈硬化症、脳血栓症、心筋梗塞、腎透析、HITと広範な専門分野の医師、医学者に抱っこされて育っている。

三菱化成の研究所に行ったとき、たしか№46（四六番目の化合物）あたりの頃だったと思う、合成グループの方が、分子モデルでああでもない、こうも動くと動かしながら見せてくれた時の彼の目の輝きを忘れられない。みんなの中に夢があり、取りつかれていた、それは大きな原動力だったと思う。トロンビンがブラックボックスだったから余計かき立てられたのかもしれない。薬を創るという夢もさることながら、インヒビターの探索を通してトロンビンの活性部位を探るという面白さがあった。もし、構造がわかっていて、それに当てはまる化合物を見出す、というやり方であれば、また、面白さは変わってきただろう。あれほどに引きつけられたかどうかわからない。

必ず薬になるとは誰にも保障できない。しかし、絶対にならないとはまた、誰にも言えない。「一〇に一つの可能性ならやるべきだ。一〇回やれば一になる。一〇〇に一つの可能性ならやったらいい。一〇〇回やれば一になる」。嘘である。一〇〇に一つの可能性を一〇〇回やったって一〇〇〇回積み重ねたってできないものはできない。

けれども、この言葉はずいぶん励みになり、楽天的にしてくれた。まんざら嘘でもないのではないか、と今思う。一〇〇に一つの可能性にかけてあれこれ試みるうちに、九九回目くらいになれば新しい何かが見えてくることがあるのではないか？　そしてそれは別の視点からの斬新なアプローチを可能にするのである。

こだわり、続けること。しかし、続けることの何と難しいことだろう。「石の上にも三年（一説に七年）」という。A professional is an amateur who did not quit. 洋の東西を問わず、同じような格言があるのは、その難しさを物語る。経済的、時間的、人的環境の整備と共に、何かきらきらする虹のようなものがこの研究の継続を支えていたように思う。

＊　＊　＊

一九三〇〜一九四〇年代に開発されたタンパク質の分離・分析技術は一九五〇〜一九六〇年代のタンパク質のアミノ酸配列決定の全盛期を招いた。ブロンベックらのフィブリノペプチドAのアミノ酸配列解析もこの時期にあたる。マグヌッソン（S. Magnusson）らによるプロトロンビンの全アミノ酸配列決定をはじめとして、凝固・線溶・キニン系因子の一次構造の解明が続いた。

また、高純度タンパク質の結晶化が進み、X線構造解析によりタンパク質の立体構造が次々と明らかにされた。一九七四年に発表された大豆トリプシン・インヒビター（SBTI）-トリプシンのX線解析図は、タンパク分解酵素のインヒビターとの結合部位が、アミノ酸配列上では遠く離れた数個のアミノ酸残基からなる、酵素全体からみればごく狭い領域であることを高らかに示した。これは小分子化合物でも強い酵素阻害剤ができる可能性を私どもに確信させるものであった。

一九七〇年代はまた、ペプチド合成技術の進歩に支えられて合成ペプチド基質花盛りの時期であった。凝固・線溶・キニン系諸酵素にそれぞれ選択性の高い合成ペプチド基質が次々と開発され、酵素の速度論的な解析が飛躍的に発展し、インヒビターの研究にも大いに役立った。

一九六〇年代から一九八〇年代にかけて、トロンビン・インヒビターの分野では、マルクヴァルトらのヒルジン、ジェラッツらおよびマルクヴァルトらのアミジノベンゼン化合物、ショウやシェラガ(H.A.Sheraga)らの合成エステルおよびペプチド、ショウらのTLCKやTPCKの研究、そして私どものアルガトロバンに至るアルギニン誘導体の研究がある。

駆け抜けて来た時間であるけれど、歴史の流れの中に置いてみれば、悠々たる科学の流れの中で新しい波を起こし、その波頭に立とうとした、神戸・三菱丸という小舟の覇気は尊重されていいと思われる。そして確かに波頭に立ったのであろう。アルガトロバンは掛け値なしに世界で初めての、強力かつ選択的な小分子合成トロンビン・インヒビターである。トロンビンに抱かれたその構造(図Ⅳ-18/巻頭カラー口絵参照)を掲げてこの稿を終わる。

＊1——aの添字は活性型凝固因子を表す。

＊2——阻害定数Ki　酵素とインヒビターの反応（E＋I ⇄ EI）に際して、酵素、インヒビター、酵素・インヒビター複合体の濃度を各々［E］、［I］、［EI］とすると、阻害定数Ki は Ki＝［E］＊［I］/［EI］で表わされる。したがって、Kiが小さいものほど、強いインヒビターとなる。

＊3——アルガトロバンのC端のピペリジン部分の2、4の炭素原子は、異なる4つの配位子をもつ不斉炭素である。順位法則の手法によると、次のとおりとなる。4つの配位子を「原子番号の大きいものから順番に配列する」とa＞b＞c＞dとなるとする。優先性が最も低い配位子dの反対側から分子模型を見る時、a→b→cの方向が時計の回転方向に一致すれば（R）（ラテン語でrectus, 右、右回り）、時計回転方向と反対であれば（S）（ラテン語でsinister, 左）で示す。（『化学の領域（増刊）』131:22,1981参照）。

参考文献

(1) Wu KK, Thiagarajan P. Ann Rev Med 47:315, 1996.
(2) Davie EW, Fujikawa K, Kisiel W. Biochemistry 30:10363, 1991.
(3) 岩永貞昭　蛋白質核酸酵素14：175, 1969.

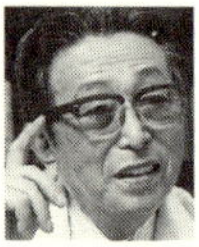

岡本彰祐（おかもと　しょうすけ）1916年生まれ
1941年慶応義塾大学医学部卒業　同大学の助手、講師、助教授を経て、1959年神戸医科大学教授、1964年国立移管に伴い神戸大学医学部教授　1980年定年退官　現在、神戸大学名誉教授、血栓止血研究神戸プロジェクト委員会代表
医学博士、スウェーデン・ルンド大学名誉医学博士

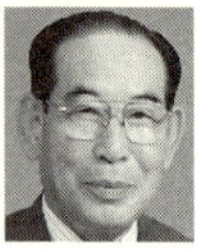

神原秋男（かんばら　あきお）1935年生まれ
1959年岐阜薬科大学製造薬学科卒業
第一製薬株式会社入社　学術部門、医薬営業部門、開発部門を経て医薬開発部長、同社理事を歴任
1996年　財団法人臨床薬理研究振興財団　事務局長
2000年退職

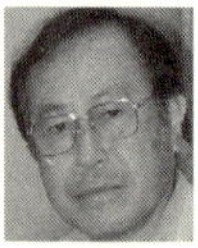

菊本亮二（きくもと　りょうじ）1936年生まれ
1959年学習院大学理学部化学科卒　1965年三菱化成㈱入社
同社医薬研究所所長、本社医薬事業部製品計画部長、開発部長、企画部長を歴任　1997年東京田辺製薬㈱取締役、同社常務取締役研究開発本部長を経て、1999年三菱東京製薬㈱常務取締役
2001年同社退職　理学博士

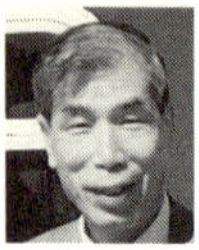

玉尾嘉邦（たまお　よしくに）1941年生まれ
1963年　京都大学工学部卒　1969〜72年アイオワ大学医学部で研究　1972年　三菱化成㈱入社、以後約20年間抗血栓症分野の薬理学的研究に従事　1993〜2001年同社研究所研究調整室で研究支援業務　2001年定年退職後、同社嘱託
工学博士（工業化学専攻）

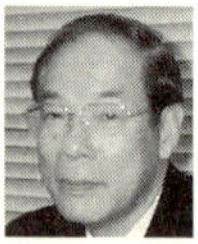

大津國幹（おおつ　くにみき）1939年生まれ
1963年東京大学薬学部製薬化学科卒　三菱化成㈱に入社。
1970年より医薬品の研究開発に従事し、同社総合研究所医薬研究所長、理事ライフサイエンス部門長(総研副所長）を歴任、本社研究開発統括技師長(兼臨床開発部長）を歴任、1999年三菱東京製薬㈱薬事センター長を経て、現在同社常勤監査役　医学博士

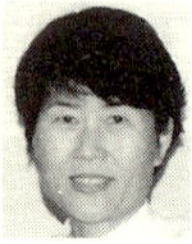

奥宮明子（おくのみや　あきこ）1945年生まれ
1968年　京都大学薬学部薬学科卒業
神戸大学医学部技官、助手、神戸大学医療技術短期大学部助教授を経て、現在神戸大学医学部保健学科助教授
医学博士

世界を動かす日本の薬

二〇〇一年一〇月一五日初版発行

編著者――岡本彰祐
発行者――土井二郎
発行所――築地書館株式会社
東京都中央区築地七-四-四-二〇一　〒一〇四-〇〇四五
電話〇三-三五四二-三七三一　FAX〇三-三五四一-五七九九
振替〇〇一一〇-五-一九〇五七
ホームページ＝http://www.tsukiji-shokan.co.jp/
組版――ジャヌア3
印刷・製本――シナノ印刷株式会社
装丁――小島トシノブ

 ISBN 4-8067-1230-2 C0047